让马王堆医学文化活起来丛书

总主编　何清湖　副总主编　陈小平

马王堆 导引术

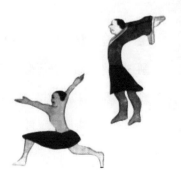

主编　骆　敏　李迎秋　李　点

CNS K 湖南科学技术出版社 · 长沙

国家一级出版社　全国百佳图书出版单位

《让马王堆医学文化活起来丛书》

编委会

总 主 编 何清湖

副总主编 陈小平

编　　委 王　磊　邓婧溪　申志华　冯　雪　朱明芳　孙相如

孙贵香　阳吉长　李　点　李　玲　李迎秋　李波男

肖碧跃　何宜荣　何清湖　沈　菁　沈敬国　张文安

张冀东　陈小平　陈　洪　罗　健　罗红财　周　兴

周　青　周春国　胡宗仁　骆　敏　彭　亮　葛晓舒

喻燕姣　蓝　兵　魏一苇

学术秘书 陈　洪　魏一苇

《让马王堆医学文化活起来丛书·马王堆导引术》

编委会

主　　编 骆　敏　李迎秋　李　点

副 主 编 刘　畅　陈　媛　盛　文

编　　委 丁张磊　王康宇　冯芷莹　刘　畅　刘鑫烨　李　点

李迎秋　肖　荣　陈　媛　周品汐　周竞颖　胡　珏

骆　敏　莫　莉　徐文静　陶穗菲　盛　文

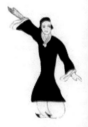

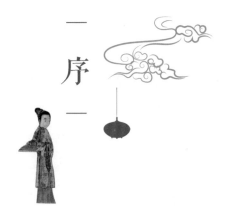

序

　　文化是事业赓续的根脉，更是开创新局的源泉。习近平总书记在党的二十大报告中明确提出，要"推进文化自信自强，铸就社会主义文化新辉煌"。这是因为文化自信是推进一个国家、一个民族持续发展的最基本、最深沉、最强大的力量。随着"两个结合"重要论断的提出，习近平文化思想为我们担负起新时代文化使命、建设中华民族现代文明提供了根本遵循和行动指南。

　　湖南是中华文明的重要发祥地之一，湖湘文化是中华优秀传统文化的重要组成部分，具有文源深、文脉广、文气足的独特优势。近年来，湖南立足新的文化使命，加强文化强省建设力度，着力推动湖湘文化创造性转化、创新性发展，成为推进中国特色社会主义文化建设、中华民族现代文明建设的生力军。"惟楚有材，于斯为盛"的湖南文化产业享有"文化湘军"的盛誉；湖南中医药列入全国"第一方阵"，可以用"三高""四新"予以概括，即具有高深的渊源、高精的人才、高坚的基础和战略思想新、总体部署新、发展形势新、主攻策略新的特色与优势。加快推进湖湘中医药事业的高质量发展，首先就要以高度的文化自信凝聚湖湘中医药传承创新发展"三高""四新"的新动能。

湖湘中医药文化底蕴深厚，古今名医辈出，名药荟萃。长沙马王堆汉墓出土医书、长沙太守医圣张仲景坐堂行医遗址，可以说是全世界独一无二的、永远光辉璀璨的中医药文化宝藏。因此，进一步坚定湖湘文化自信，不仅要立足中华传统文化视野审视湖湘中医药文化，更要站在建设中华民族现代文明的高度，挖掘好、发挥好湖湘中医药文化的时代价值。

马王堆汉墓出土医书是目前保留和显示我国古代早期医学发展水平的最真实、最直接的证据，具有重要的传统文化思想和珍贵的医学学术价值。作为我国地域中医药文化的典型代表和湖湘中医药文化的宝藏，马王堆医书文化具有跨越时空、超越国界、服务当代的永恒魅力，值得大力传承、弘扬和创新发展。

长期以来，湖湘中医药文化在立足湖南、辐射全国、放眼世界的道路上，先贤后杰前赴后继走出了坚实的"湘军"步伐。近年来，何清湖教授积极倡导湖湘中医文化研究，其团队长期深耕于马王堆汉墓出土医书的挖掘、整理和提炼，坚持追根溯源、与时俱进，形成了一系列具有聚焦性、时代性和影响力的学术成果，充分彰显了坚定文化自信、勇担文化使命的新时代中医人风采。

2024年，正值马王堆汉墓文物出土50周年，何清湖教授及其团队编著、出版《让马王堆医学文化活起来丛书》。伏案读罢，深为振奋，尤感欣慰，这是湖湘中医药传承传播与创新发展的又一力作。慨叹"桐花万里丹山路，雏凤清于老凤声"——丛书分为 10 册，既基于精气神总体阐释马王堆医学文化的核心内涵和独特理念，又围绕食疗、酒疗、足疗、导引术、方剂、经络、房室养生等多方面深研马王堆医书的学术理念与临床方术，不仅做到了"探源中医，不忘本来"，而且坚持了"创新发展，面向未来"。每一个分册既有学术理论的整理和发掘，又有学术脉络的梳理和传承，更有当代转化的创新和发展，呈现出该研究团队多年来对马王堆医学文化的深度挖掘、深入思考、深广实践的丰硕成果，堪称具有深厚的理论积淀、开阔的学术视野、丰富的临床实践的一套兼具科学性、传承性和创新性的学术著作。

我希望并深信，本套丛书必将进一步擦亮"马王堆医学文化"这张古代中医药学的金牌，让马王堆医学文化活起来，展现其历久弥新的生命力，从而赓续湖湘医脉，在传承创新中促进中医人坚定文化自信，推动中医药传承创新发展。

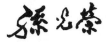

2024 年 5 月 8 日

孙光荣，第二届国医大师，第五届中央保健专家组成员，首届全国中医药杰出奖获得者，中国中医药科学院学部执行委员，北京中医药大学远程教育学院主要创始人、中医药文化研究院院长。

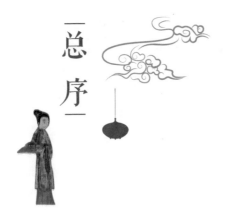

习近平总书记指出，中华文明源远流长、博大精深，是中华民族独特的精神标识，要从传承文化根脉、弘扬民族之魂的高度做好中华文明起源的研究和阐释，让更多文物和文化遗产活起来。这些精辟论述，内涵深刻、思想精深，为研究和发展中华优秀传统文化提供了根本遵循。

1972—1974 年，湖南长沙东郊的马王堆汉墓惊艳了世界。其中出土的医学文献及与中医药相关的文物，为我们揭示和重现了我国古代早期医学发展的真实面貌。它们是最直接、最珍贵的历史、医学和文化价值的体现，堪称湖湘文化乃至中华文明的瑰宝。2024 年是马王堆汉墓文物发掘 50 周年，以此为契机，我和我的团队坚持在习近平文化思想指引下，以发掘、传承、弘扬和转化为主线，对马王堆医学文化进行了重新梳理和深入挖掘，《让马王堆医学文化活起来丛书》由此应运而生。

本丛书共分 10 册，系湖南省社科基金重大项目"湖南中医药强省研究"、湖南省社科基金重大委托项目"马王堆中医药文化当代价值研究"与湖南省中医科研重点项目"健康湖南视域下马王堆医学文化的创造性转化与创新性发展研究"的重要成果。本丛书系统攫取了马王堆医学文化的精粹：从精气神学说到运用方药防病治病，从经络针砭到导引术，从房室养生到胎产生殖健康再到香文化、酒疗、食疗、足疗。每一分册都立足理论基础、学术传承及创新发展三个层面，从不同角度展示马王堆医学文化的博大精深。

其中，精气神学说作为中医学的重要范畴，其理论的阐释和实践的指导对于理解中医养生文化至关重要。因此，《马王堆精气神学说》一书不仅追溯了精气神概念的源流，更结合现代医学的视角，探讨了其在健康管理、生活方式以及心理健康等领域的应用与发展。《马王堆方剂》则试图挖掘马王堆医书《养生方》《杂禁方》《疗射工毒方》《五十二病方》中的方剂学相关内容，这些古老的药方蕴含了丰富的本草知识与医学智慧，为古人防病治病提供了重要支撑，也为后世医学研究提供了宝贵资料。《马王堆经络与针砭》通过剖析马王堆汉墓出土的医书对于经络及针灸砭术的记载，进而讨论分析马王堆医学对于中医经络学说及针灸技术形成发展中的贡献及其在现代的应用与创新发展。《马王堆导引术》聚焦于古代医学家对人体生命和健康的深刻认识。导引术是一种调理人体阴阳平衡、促进气血畅通的运动养生方法，马王堆医学中对于导引术的记载与实践不仅为我们了解古人的养生之道提供了有效途径，同时也为现代人提供了一种古老而有效的健康运动方式。《马王堆房室养生》重点关注性医学领域，系统总结了马王堆医书中关于房室养生的理论知识，为现代性医学研究提供了历史依据和参考。本书不仅传承了古代房室养生文化，更将促进社会对现代性医学的关注与认识。《马王堆胎产生殖健康》一书深入解读了《胎产书》，挖掘了古代胎产生殖健康方面的知识和经验。本书还结合现代生殖医学理论和技术对这一古老记载进行了探讨，以期为现代生殖医学研究和实践提供借鉴和启示。《马王堆香文化》带领读者走进中国古代香文化的瑰丽世界，从香料的使用到香具的制作，从祭祀到医疗，全面展示了秦汉时期楚地用香的特色和文化特质，为香文化研究提供了宝贵的第一手资料。《马王堆酒疗》研究了马王堆医学中酒疗的精髓，将促进酒疗理论在当代的传承发展和守正创新，本书不仅系统阐述了酒疗学说的内涵以及价值，更科普了酒的相关知识，让公众得以更科学地认识酒与健康的关系。《马王堆食疗》和《马王堆足疗》则系统梳理了马王堆系列医书与文物中与食疗、足疗有关的内容，为深刻理解秦汉生活和古代文化观念增添了更加鲜明生动的资料，也为现代药膳食疗和足疗理论与技术的发展提供了重要理论支持和实践借鉴。

总之，在研究古老的马王堆医学文化的过程中，我们发现了无尽的医学与哲学智慧。完全有理由相信，本套丛书的编纂和出版一定能够重新唤起人们对马王堆医书的广泛关注和深刻认识，古老的马王堆医学文化一定能够焕发出新的生机与活力。同时，我们更希望通过对这一古代医学文化开展深入研究，能够为当代医学理论和实践的发展，尤其是为当代人们的健康生活提供更多有益的启示和借鉴。

在建设中华民族现代文明的征途上，我们迎来了一个风正好扬帆的时代。我和我的团队将坚定文化自信，毅然承担起历史赋予的使命，与各界人士携手合作、共同奋斗，在湖湘这片承载着厚重历史的土地上，共同谱写出健康与幸福的华美乐章！

本套丛书在编撰过程中，得到了国医大师孙光荣的指导，以及湖南省中医药文化研究基地、湖南医药学院马王堆医学研究院、互联网（中西协同）健康服务湖南省工程研究中心、湖南教育电视台、湖南博物院、启迪药业集团股份公司、珠海尚古杏林健康产业投资管理有限公司、湖南省岐黄中医学研究院有限公司、湖南东健药业有限公司、谷医堂（湖南）健康科技有限公司、颐而康健康产业集团股份有限公司、湖南健康堂生物技术集团有限公司、柔嘉药业股份有限公司、国药控股湖南有限公司等单位的大力支持，在此一并感谢。

何清湖

2024 年 5 月

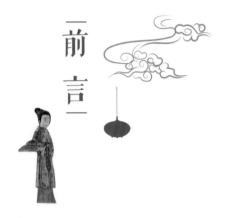

前言

马王堆医学是中华文化宝库中的一颗明珠，承载着丰富的中医智慧和传统医学文化的精髓。其中，马王堆导引记录了古代医学家对人体生命和健康的深刻认识和研究成果，展现了中华民族对于健康、疾病和养生的独特理解，代表了中华民族数千年的医学智慧和经验，是中医学传统与现代交融的桥梁。同时，在当今世界，科技创新和文化交流日益频繁，国际合作成为推动人类文明进步的重要动力。马王堆医学导引作为中国古代医学的瑰宝，吸引了世界范围内的学者和研究者。通过国际合作与交流，马王堆导引为世界各国提供了了解和学习中华传统医学的机会，推动了中医药的全球传播和发展。

为了全面厘清什么是马王堆导引，为什么要坚定不移地传承马王堆导引，如何进行马王堆导引的创新，我们研究团队对马王堆导引进行了深入的研究和探索。《马王堆导引术》作为《让马王堆医学文化活起来丛书》之一，是一本由湖南中医药大学、湖南医药学院、中南大学湘雅二医院、湖南省中医药研究院附属医院以及湖南体育职业学院的中青年学者共同编写的科普书籍。该书的目标是向读者详细介绍马王堆医学的理论基础、学术传承以及创新发展，以促进中医药文化的传承和发展。在当今社会，中医药文化的保护和传播具有重要意义，而马王堆医学作为中医药文化的重要组成部分，其研究和传承对于推动中医药事业的发展至关重要。

本书的内容分为三篇，分别是理论基础、学术传承和创新发展。这三篇涵盖了马王堆导引的各个方面，具有很高的学术价值和实践意义。

第一篇理论基础为马王堆导引术相关导引理论与基本原理。第一章由刘畅和王康宇撰写，探讨了传统导引理论与基本原理，阐述了马王堆医学的基本概念和导引方法的理论基础，回顾了马王堆导引的起源与历史，帮助读者更好地理解马王堆医学在中国古代医学中的地位和价值。第二章由胡珏和周品汐撰写，详细展示马王堆导引原图，并进行了注释，帮助读者了解导引图的结构和内容，同时对比了马王堆导引与其他相关导引术，以进一步展示马王堆导引的独特性和价值。

第二篇学术传承为马王堆导引的学术内涵、传承与应用。盛文和徐文静从中医学和现代医学的角度解读了马王堆导引的养生康复原理和保健作用。陶穗菲和冯芷莹合力撰写，介绍了马王堆导引的教育与传承，揭示了其在医学教育中的传承与重要作用。李迎秋、莫莉探讨了马王堆导引的实践应用，包括临床实践和养生保健方面的应用。

第三篇创新发展为马王堆导引的创新性发展和跨学科交流。其中刘鑫烨和陈媛两位共同探索了马王堆学术型创新型转化，介绍了马王堆医学在学术研究方面的创新成果和应用，以及讨论了马王堆导引在实践应用和技术创新方面的进展。最后一章，由肖荣和周竞颖合作撰写，重点探讨了马王堆导引与现代医学的交叉融合，突出了不同学科之间的合作与交流对于促进医学进步的意义，讨论了国际合作与马王堆导引的交流提高。这些内容展示了马王堆导引在当代的发展趋势和前景，并为科学界和实践者提供了有益的借鉴和启示。编委会成员共同努力，对书中的每一章节进行严谨的审校和修改，由骆敏统筹编辑文稿形成最终版本，确保本书内容的科学性、准确性和易读性。

在这个新时代，中医药事业面临着前所未有的机遇和挑战。中医人正以乘风破浪的姿态，勇往直前，不断探索创新，书写中医药事业的辉煌新篇章。通过这本书的出版，希望能够广泛传播马王堆医学的知识，推动中医药文化的传承和发展，为广大读者提供一本权威、全面的科普读物。

骆 敏 李迎秋 李 点

2024 年 4 月

目录

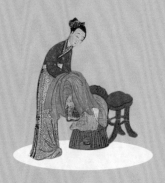

第一篇

理论基础

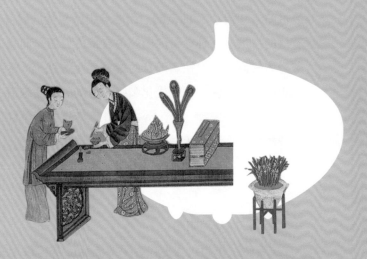

第一章 马王堆导引术相关导引理论与基本原理

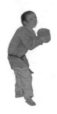

第一节 传统导引理论与基本原理

《庄子·刻意》:"此导引之士,养形之人,彭祖寿考者之所好也。"自此,"导引"这一概念首次被正式提出,其最初形式表现为"吹响呼吸,吐故纳新,熊经鸟申",是一种特殊呼吸模式与动作体式的结合。其主要是通过"导气令和,引体令柔"达到"养形为寿"的目的。而随着历史的发展,"导引"的内涵在医疗实践中不断扩充,诸多健身养生都陆续被归入"导引"的范畴。因此导引所包括的健身养生方法在古代是相当宽泛的。虽然各种导引的内容各有特色,但总而言之,都可归纳为一种调节身体气血运行、祛病健身的健身养生方法。"导引"深受中国传统哲学思想的影响,注重呼吸变化和躯体运动的相互统筹,融汇了中国古代传统体育、保健、医疗、养生等内容,逐渐超脱了单纯的保健方法,而体现为一种蕴含着深刻的医学与哲学原理的文化范式。

一、哲学理论与原理

(一)周易与阴阳

《周易》作为我国古代哲学源流性巨著,最早是作为一部占筮的卦象之书,体现着先秦时期人民对于自然的认知,这种认知表现为朴素的"福祸"观。在甲骨文考证工作中，我们可以发现先民们在日常生活中频繁进行卜卦，以预测和关注自己的吉凶祸福和健康情况。在同一时期的《尚书·洪范》有对福祸的详细分类和论述。"福"即"五福"，它包括的五福：一曰寿，二曰富，三曰康宁，四曰攸好德，五曰考终命。单从字面来解释，这里的"五福"就是：人得长寿、生活富足、身体安宁、爱好美德、老而善终。与人体健康的相关美好愿望五占其三，更是将长寿列为五福之首，体现了先民们已具有了追求长寿健康的幸福观。

相反，"祸"的代表是"六极"，它包括："一曰凶短折，二曰疾，三曰忧，四曰贫，五曰恶，六曰弱。"与健康寿命相关的祸事六中占四。由此可知，早在先秦时期人们已经对生命和健康有了比较深刻的认识，并且把长寿也作为了向往的目标追求。先民们在商周时期就对长寿有了这样无限的向往，社会发展至今，我们还是会常常用这些妙语来祝福他人健康长寿。尽管在这一时期对健康和长寿有了认识与追求，这些人体生命的保养理论与方法还是处于一种雏形阶段，并没有成形的养生理论与方法传承下来。但作为对健康的认识与追求的积极思想为后世养生方法的产生提供了理论基础。

除却福祸观念，《周易》（图1-1）还展现出"观物取象"的独特认知方法，并以此培育深刻的思想内涵与独特思维模式。内容上具体体现为："古者庖牺氏之王天下也，仰则观象于天，俯则观法于地……近取诸身，远取诸物……以类万物之情。"以此，我们了解到古人思维活动的来源和思维创造的方法。即通过不同的角度和方位体察，建立起不同事物间的独特联系，达到"类万物"的目的，使"物"以"物象"的形式，留存于世间。

在诸如此类的长期观察中，先民们感受到了事物的运动和蕴藏于其中的规律，并将其总结为对立统一的运动模型，并以此为基础发展出独具特色的阴阳学说。《周易·系辞下》："子曰：乾坤其易之门邪，乾，阳物也；坤，阴物也。阴阳合德而刚柔有体。"《周易·系辞上》："一阴一阳谓之道。"说明在当时，人们已经有意识地以阴阳的思维方式概括自然界的事物，并将其推而广之：天为阳、地为阴；日为阳、月为阴；白昼为阳、黑夜为阴；以及男女、雌雄、寒暖、高下、内外、进退，均有阴阳之别。

《素问·阴阳应象大论》："阴阳者，天地之道，万物之纲纪，变化之父母，生杀之本始，神明之府也，治病必求于本。"所谓"阴平阳秘，精神乃治；阴阳离决，精气乃绝。"可见阴阳学说被普遍地应用于事物的认知过程。

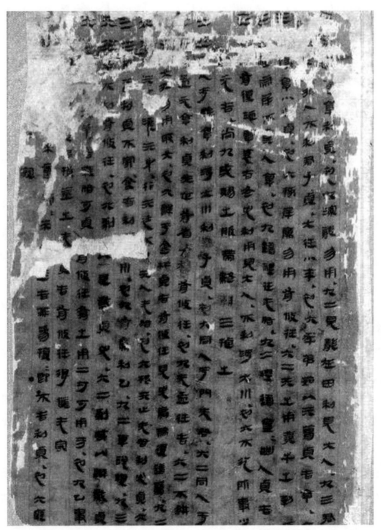

图1-1　马王堆帛书《周易·六十四卦》

此外，马王堆古佚书中，也多处体现了阴阳学说。《十大经·果童》："夫天有恒干，地有恒常……是以有晦有明，有阴有阳。夫地有山有泽，有黑有白，有美有亚（恶）……静作相养、德疟（虐）相成，两若有名，相与相成。阴阳备物，化变乃生。"这里广泛地列举，说明了万物均具有阴阳两性，以及因此产生的变化。

帛书《经法·道法》："天地之恒常，四时，晦明，生杀，輮刚……使民之恒度，去私而立公，变恒过度……而弗为主。故能至素至精，浩弥无形，然后可以为天下正。"这一节则阐述了阴阳学说的基本规律。而在《经法·四度》也有相似的论述："日月星辰之期，四时之度，动静之立，外内之处，天之稽也，高下不蔽其形，美恶不匿其情，地之稽也。"这些都体现着一种对立统一的运动方式，是阴阳学说的体现。

同时期医学理论也深受阴阳学说影响，如《十一脉灸经》中分别以手足太阳、少阳、阳明、少阴、厥阴等两类脉命名。《脉法》中也提到足少阴、臂太阳、臂少阴等脉。《阴阳脉死候》更将人体之阴阳分别与天地之气联系起来。《五十二病方》更是提到了泰阳、泰阴两脉名。而在"痔"等疾病中也有"牝""牡"等体现阴阳学说的视角与分类。《素问·阴阳应象大论》："阴阳者，天地之道也，万物之纲纪，变化之父母，生杀之本始。"又曰："阴胜则阳病，阳胜则阴病。"阴阳对立的两个方面并不是彼此孤立，而是相互联系的。用图形来表示，它就像一个"太极图"。阴不离阳，阳不离阴。故《素问·阴阳应象大论》："阴在内，阳之守也；阳在外，阴之使也。"阴阳对立的两个方面，始终处于变化之中，如四季气候中的寒暖变化，"阴消阳长"，或"阳消阴长"。阴阳在正常情况下处于一种动态的平衡之中。人体以此为正常的生理状态，而疾病则是这种动态关系被打破的体现，当致病因素扰乱这种平衡，即表现为阴阳的盛衰偏向，人体就会发生病理的改变。故而从这种角度上理解，防病治病的道理就在于合理调整阴阳。

而在同时期出土的《导引图》在图式排版中也蕴含着阴阳学说的理念。《导引图》中 44 个人物术式从横向排布来看，可大致划分为 4 排，4 为偶数，在传统文化中被视为阴数，具有阴的属性；而每排有 11 人，为奇数，属阳。故而从版面上看，《导引图》体现出具有阴阳属性的方位观。

无独有偶，在导引图中第 1、第 3 排的式式总数均为奇数，第 2、第 4 排每个术式总数则为偶数，即横向排与排之间也体现着阴阳的对应关系。

而从纵向上看，图中人物术式纵向分成 11 行，11 为奇数，属阳，而纵向每行 4 个术式，故属阴，也是阴阳对应的。

（二）老子与道家

老子（如图 1 - 2，图 1 - 3）的哲学思想主要表现为"道"是本源的宇宙论和阴阳恒动的认识论。对于这种本源和运动状态，老子做出了较为全面的阐释，这在《道德经》一书中有深刻体现。《道德经·二十五章》："人法地，地法天，天法道，道法自然"。《道德经·五章》："天地之间，其犹橐籥乎，虚而不屈，动而愈出。"天地之间，万物运行都效法于道与自然，又如巨大的风箱保持着不息的运动。这为道家学派的后来者和继承者们提供了基本的哲学遵循。

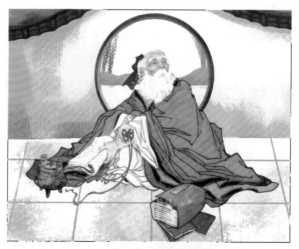

图 1 - 2 老子画像（自绘）

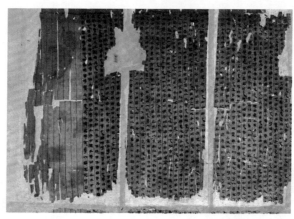

图 1 - 3 马王堆帛书《老子》乙本（此图摘自湘博物馆官网）

庄子是道家学派的重要代表人物，也是老子学说的主要继承者和发扬者。庄子《内篇·养生主》对《老子》"道法自然"的观点作了养生层面的阐述。如："缘督以为经，可以保身，可以全生，可以养亲，可以尽年。"庄子对生命表现出保护的态度，并以自然为常法，讲求循乎自然规律，以此养护身体，而尽天年。此外，庄子还以"庖丁解牛"为例，阐述其顺乎自然的养生之道。《内篇·养生主》："庖丁为文惠君解牛，手之所触，肩之所倚，足之所履，膝之所踦……莫不中音，合于《桑林》之舞，乃中《经首》之会。"庖丁解牛的整个过程符合一种极高的艺术标准，这种艺术标准在庄子看来即是"自然"与"道"的体现，后文中庄子借庖丁之口做出了进一步的解释，"依乎天理……因其固然……动刀甚微，谍然已解，如土委地。"庖丁达到这样高超的境界，所依凭的就是对自然规律的充分认识与小心遵循，最后庄子借文惠君之口发出"得养生焉"的感叹，指出养生之法在于"缘督以为经"，顺循中虚之道，也就是所谓顺其自然之理。

在此方法论基础上，庄子将万事万法的理想境界归纳为"去象逐神，超形得神"。《庄子》中的许多片段都展示着庄子这种独特的理想追求。通过塑造诸如支离疏、王骀、申徒嘉、叔山无趾、哀骀它等肢体残疾、畸形、丑陋，不为世俗审美所接受的人物形象，同时赋予他们极高水平的内在道德精神，从而体现出"去象逐神，超形得神"的理想追求，即所谓"德有所长而形有所忘"的理想境界。体现出庄周认为事物的表现方式应该由"写形"向"传神"衍变的独特主张。这种思想在魏晋时期发展达到繁荣。社会追求在"人物品藻"世风的影响下，转向对人格之美的专注，以"超形得神"的无为大道为追求。这种认知，也广泛地辐射到对于生命的认知中去。

在庄周的哲学体系中，生死之别仅在于气的聚散，而不在于肉体单独的完好或损毁。所以从这一角度来看，"聚气"便是生命延续的途径，也是养护生命的重要方法。从这个意义上看，包括导引在内的古代养生术的实质就是养"气"。

这种哲学思想和社会文化促使导引从初创时期较为单纯的仿生阶段，转化为讲求呼吸与形体协调的阶段，表现出"得意忘形""超形得神"的追求倾向。而作为其中代表的马王堆导引术，即表现出整套动作强调呼吸吐纳，注重身心合一的特点。通过将呼吸调整至顺畅自然的状态，继而保持精神的内敛专注，使意识活动与肢体运动相互协调，从而达到身心合一的境界。通过"塑形——传神——入意——调气"达到健身的目的。这是庄子"重神"思想的重要体现，这对于中国古代导引养生方法提供了原则上的指导，具有深远的影响。

（三）和合思想

"和合"是中国传统哲学、思想、文化中的一种理想境界，是一种系统主义、适中主义的统一。这种系统主义和适中主义并非数量上的简单整合或折中，而是系统的联动与程度的恰到好处，也是传统导引养生的一个基本理念。

导引养生术主张动静相适、气血和合等具有适中主义特征的养生思想。形成了"身心俱养，以和为贵""养心为先，心体合一"的理念。《性命圭旨·大道说》："儒曰存心养性，道曰修心炼性，释曰明心见性。心性者本体也。儒之执中者，执此本体之中也，道之守中者，守此本体之中也，释之空中者，本体之中本洞然而空也。"

儒家以《中庸》为导引养生的思想指导，认为追求生命的长寿，要达到"致中和"的境界以养心身。所谓"致中和"，《中庸》原文阐发为"喜怒哀乐之未发，谓之中，发而皆中节，谓之和。"朱熹在《中庸章句》中解释为"中者，不偏不倚，无过不及之名。"道教导引养生则重视阴阳和合、守中处和、修炼形体。佛教则在修炼中追求中和的"不二法门"。

这些适中主义在传统导引养生方法中就表现为儒家的静坐、道家的胎息和佛教的禅定。作为生命哲学实践手段的导引术，它们遵循天地自然变化，设计人体屈伸活动，促进个体生命内在性命体"和"与顺应自然阴阳之气的"和"相结合，发展身体机能，促进生命健康生长，体现一种"天人合一"的和合境界。

《易经·系辞上》中曾说："一阴一阳之谓道……刚柔相推而生变化……屈伸相感而利生焉。"这种阴阳说是指宇宙之间有两种最基本的力量或作用——"阴"和"阳"，此二气相互运动，此消彼长，相互推移，形成了世上万事万物的变化过程。传统导引养生术的阴阳概念相对应表现于人体的身体，则如气血、背腹、腑脏之分。保持这种动态平衡，人就能维持健康的状态健康，反之人就会生病。

传统导引养生术就是在遵循阴阳气血等生化规律以及运动法则的基础上，针对阴阳学说中的阴阳偏盛或偏衰所造成的疾病，通过相应的修炼保持人体的阴阳动态和谐平衡。正如《内功图说》中曾比较系统阐述："天地本乎阴阳，阴阳主乎动静。人身一阴阳也，阴阳一动静也……既伤矣，生生变化之机已塞，非用法以导之……以动化静，以静运动合乎阴阳，顺乎五行，发其生机神。"作为以促进人体健康为目标的导引术，它的价值功能就是促进人体的阴阳平衡，促进气血的顺畅平和，保持机体适度的动静活动，促使内脏器官的相互协调与滋养，增强机体的抵抗疾病能力，达到机体内外、机体内部的阴阳适度平衡。体现了导引养生术在其哲学思想体系所蕴含的一个突出的适中主义特征。

而从系统主义角度讨论，也能发现导引养生术"天人合一"的思想内核。钱学森曾说："人体是一个开放的复杂巨系统，也就是说，这个系统与外界是有交往的。"这与传统养生文化面对人体生理与疾病自始至终遵循的"天人合一"的观点相契合。传统导引养生术的整体观点就是它的系统性的核心，它以"气一元论"思想为哲学基础，以"探索人类健康，养生防病与延年"为目标，深刻思考思考生命和宇宙的本原。因此，人们进行导引修炼养气遵循"气聚则生，气散则死"原则，以"气"为本源修炼的基础，进行生命的修炼。这种沟通个体与自然、微观与宏观的思想内涵，就体现了传统导引养生系统联动属性。

导引锻炼始终追求天人合一境界，这也是养生文化方法论的核心部分。受运气学说和子午流注学说的影响，产生了不同的导引术，为人体的健康与寿命的延年提供保障。

长期以来，传统养生文化与其他优秀传统文化交相辉映、互相渗透与影响。传统导引养生术沟通季节阴阳变化与人体气血变化，关联地域气候与肢体疾病，细分阴阳症候，指导不同体质人群对证修炼。传统导引修炼术本着阴阳和合、平衡阴阳的辩证思想，因人而异地进行导引功法修炼，是一种"天人合一"的和合境界的体现。

除此之外，导引养生还讲求"内外合一"，往往以呼吸与精神为媒介，沟通人体与自然环境，内在生命活动与外在生命表现。如在马王堆导引术中，对呼吸、意念和动作的融合体现在导引的全过程中，具体表现为动作对呼吸的配合，以起吸落呼、开吸合呼为规律，使呼吸、意念、动作三者紧密结合。

马王堆导引术作为相应历史背景下产生的导引术式，其理念往往反映了时代的哲学与文化，从画面及文字内容来看，导引术中有较大一部分隶属"仿生类导引"，即图式来源于对自然物事和形象的模仿，这与易经中体现的观物取象的认知方式和哲学思维相互契合。而就其形式和理念而言，又体现了传统的合和思想，马王堆导引术以整体观为指导，从调节自身整体状态出发，注重全身锻炼。该功法以脊柱为纽带，带动上下肢、躯干进行前俯、后仰、侧屈、扭转、折叠、开合、缩放、提落等全方位运动。在运动过程中，始终强调精神内守、形意相随、内外合一，从而达到健身的目的。

马王堆导引术强调，"导气令和，引体令柔"。所谓"导气令和"，主要指调顺呼吸之气以配合肢体运动，从而达到调节体内气血运行的目的。细、匀、深、长的呼吸调整方式不仅能帮助身体处于舒适自然的状态，还可有效增加横膈肌的力量，更大范围地刺激按摩五脏六腑，促使气血顺畅，在导引的始终，都要求做到呼吸细、匀、深、长。

所谓"引体令柔"，主要指通过各种牵拉肢体关节的运动达到身体柔顺的目的。通过引体的动作不断改善人体各部位的屈伸能力，改善人体的柔韧性、灵活性，进而提高人体的稳定性、耐久力。它对于滑利关节、松解粘连、疏导经脉、畅通气血都有所帮助。

二、中医理论和原理

（一）经络理论

《灵枢·本藏》："经脉者，所以行血气而营阴阳、濡经骨，利关节者也。"经络作为气血运行，脏腑表里相连的路径，以畅通条达为生理状态。经脉不通则"气留之则阳气盛矣……血留之则阴气盛矣……阴阳俱盛，不得自相营也，故曰关格。关格者，不得尽一作尽期而死矣"，使身体陷入疾病状态，甚至转归至危候。导引术式中有"引胠积"一式。"腋下谓之胁""人胁谓之胠"。胠即是胁的别名。其位置在腋下侧胸部。所谓"积",乃积滞阻塞之意,气机不畅阻滞则是气积;血凝滞不通则是血积、另有水积、食积、虫积等。而"胠积"就是胁部经络阻滞不通,从而出现两胁胀满作痛的症状。肝居右胁,其经脉布于两胁,因此胁痛之证主要责于肝脏及所主经络的病变和凝滞。在《素问·玉机真脏论》《素问·咳论》等篇都提到因肝病引起的"两胁胠下满"或"两胠下满"的症状。其病因多以情志不调、肝气郁结为常见。例如郁郁寡欢,所求难遂以及暴躁发怒皆可令肝气不和或郁滞气机。气郁日久,血行不畅,阻滞胁部经脉,积而为瘀,而表现为两胁胀痛不已,发为胠积。"引胠积"就是"胠积引导"以去除两胁积滞的导引术式。通过疏理两胁经络气机,使经络复于通畅,疾病渐瘥。另有《素问·奇病论》:"病名曰息积……积为导引,服药不能独也。"说明了在药物治疗之外,导引术式具有重要辅助作用。

马王堆导引术强调循经导引,形意相随,遵循人体经脉的走向,配合呼吸,进行一定规律的肢体运动。如"挽弓",通过胸廓开合,调节胸中之肺气,在转体伸臂的过程中,意念活动与形体动作相互配合,引导肺气沿手太阴肺经的方向运行。

综上,导引术通过对病变部位经络的良性刺激,经过"体表—经络—脏腑"的关系,来调和气血、疏通经络、缓解不适症状,达到治病、防病的目的,有着相应的经络理论基础和密不可分的关系。

(二)服食方法

自两汉以来,服食、行气、导引等养生方法已经初步成熟,后在两晋至元朝的漫长发展中,各有侧重,或以服食药饵为主,或以动功导引为主等。至明代,随着社会经济的繁荣及养生技术逐渐在社会文化高地中得到普及,养生家们自觉地将不同术法进行融通,动功导引与服食的融合即是其重要标志之一。

值得一提的是,早在战国秦汉,传统医学就已经形成了行气、导引、服食等养生方法,并逐渐形成以某种方式为主的养生派别,在表现出较强独立性的同时,又表现出互为补充的形式。事实上,大部分养生大家都兼擅不同养生方法。如《史记·留侯世家》:"乃学辟谷,导引轻身",即导引与服食兼而用之。

　　晋代葛洪在《抱朴子内篇》"杂应篇"中纵论养生之道，称："养生之尽理者，既将服神药，又行气不懈，朝夕导引，以宣动荣卫，使无辍阂……如此可以不病。"由此可知，晋代神仙方士在养生实践中，已经将服食、行气导引融为一体，其应更早于前。

　　至中唐时代，上清派宗师司马承祯吸收了汉晋以来服食辟谷行气之术的精髓，尤其发挥了葛洪、陶弘景服药祛疾以"进道"的思想，明确提出首先以药食调和脏腑，然后再施行服气导引的养生方法。《服气精义论》："宜先疗身疹疾，使脏腑宣通，肢体安和，纵无旧疹，亦须服药去疾饮，量体冷热，服一两剂泻汤，以通泄肠胃，去其积滞"。其核心要旨在于，服气导引入手之初，需要服食外药以助其功，方能起延年益寿之用。

　　清初医家夏鼎在《幼科铁镜·推拿代药赋》提出推拿与方药功效相同的观点，云："寒热温平，药之四性，推拿揉掐，性与药同。用推即是用药。"这种观念虽然只是个例，但体现了按跷导引与服食已经被医家养生家融为一体，并用于临床与养生实践。

　　两汉以来的导引服食的融合发展，提示我们，其在起源阶段就存在着相互融合的内在基础。这种通过行气导引通行经脉气血的认知，与使用医方在理念上是完全一致的。上述认知促使部分养生家尝试对不同行气导引及服饵相应方药进行了系统的总结，试图通过服饵药物与行气导引的结合共奏治已病治未病之功。其代表性成果《卫生真诀》系由明代养生家罗洪先传出。其主要包括两种类型：其一，导引动作与治疗各种病症医方的配合使用。这些"服食方"属于临症用方，与晋唐时代养生家所用服食祛病方属同一类型，不能久服，其治疗病症只能中病即止。可以说，这是部分医家养生家重新将"导引方"置于与方剂同等地位的尝试。

　　其二，导引动作与既具有治疗作用，又具有预防、治未病功效的服食方配合使用。这是由于这部分导引动作之中有些是基于补虚损、益精气目的而设立的，所配伍的方剂属于补益方，如"薛道光摩踵形"与"龟鹤二仙膏"，"尹清和睡法"与"健脾丸"，这类方属于久服的服食方。有些属虚劳病症或长期劳损致病，主要与某些有效验方配合使用，这类验方需久服方能见效，亦属服食方一类，这一类型体现了导引术与服食融合的创新特色。

第二节　马王堆导引的起源与历史

一、马王堆导引概述

马王堆导引术的动作源于马王堆《导引图》，图中描绘了各种运动姿态的人，并附有相关题记。它融合了我国悠久的中医学、养生学及自然美学，是一门集多种优点于一身的独特健身法。通过模拟动物形态，如龙登、鹤舞等，展现出姿态优美、连贯流畅的动作。这些动作不仅具有极高的审美价值，更重要的是，它们能够有效地牵拉、刺激脏腑，对身体的各个关节也大有裨益。习练功法时要求呼吸顺畅自然，以形导气，意引气行，动作演练要求松紧交替，舒缓圆活，形意相随，身心合一。它是一套集修身、养性、娱乐、观赏于一体的全面健身之法，对于提升人们的身心健康水平，传承和弘扬中华文化具有重要意义。

二、马王堆导引的起源

（一）马王堆导引的历史背景和起源地

马王堆《导引图》是长沙马王堆三号汉墓（西汉初期诸侯家族墓地）出土的帛画，为现存最古老的导引图谱。此帛画亦为现今最早的一卷有关道家保健运动的工笔彩色画卷。

马王堆汉墓，这一西汉初期长沙国丞相、轪侯利苍家族的墓地，坐落在我国湖南省长沙市芙蓉区东郊四千米处的浏阳河畔，是一个历史文化价值极高的地方。1972 年至 1974 年间，考古学家们在这片神奇的土地上进行了艰苦而富有成效的发掘工作，成功地揭示了三座汉墓的神秘面纱，它们分别是一号、二号和三号墓。二号墓的主人，正是那位在汉初时期担任长沙丞相的轪侯利苍（图 1-4），一号墓则是利苍之妻的安息之地，三号墓则是利苍之子的长眠之所。这座墓葬虽然规模相对较小，但同样具有很高的历史价值。1973 年，湖南省长沙市马王堆三号汉墓开展考古发掘，开棺后发现，椁箱东侧一处长方形盈顶形盖的髹漆木匣内，珍藏有众多古代医学文献，总计辨识出文字逾两万三千余字。在修复过程中，专家们发

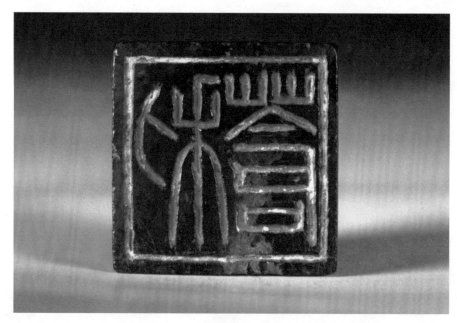

图 1 - 4　利苍墓出土墓之私印

现部分破损的人物画像，经悉心裱糊、拼合，确认其是一幅描绘古人健身运动的彩色帛画。前后录有《却谷食气》与《阴阳十一脉灸经》（乙本）。该帛画长约 140 厘米，宽约 50 厘米，人物图像部分长约 100 厘米，分为四层。经过马王堆帛书整理小组的细致鉴定，每层应绘有 11 幅小图，每图高 9 至 12 厘米，紧凑而精致。图中展示的是男女老少，他们或着衣或裸上身，除个别手持器械外，其余均为徒手操练，动作各不相同。这些人物都被细致地以工笔彩绘，线条流畅，色彩鲜艳。轮廓以黑色线条勾勒，填充色则以朱红或青灰带蓝色为主，使得画面既显得生动又富有层次感。图中人物众多，并没有背景，他们仿佛置身于一个无垠的空间，全身心地投入到锻炼中。图侧附有简短说明文字，由于岁月的侵蚀，这些文字已经残缺不全，可识别的文字仅有 31 处。

　　该帛画原本并无名称，马王堆帛书整理小组基于以下依据为其命名：首先，结合原图 32 的"信（伸）"与原图 41 的"熊经"，以及《庄子·刻意》篇中的"熊经鸟申（伸）此导引之士"的内容，相互吻合；其次，《隋书·经籍志》中曾记载了两部重要的养生图谱——《行气图》和《导引图》。虽然原图已经遗失；再次，值得一提的是，《导引图》（图 1 - 5）

还与《却谷食气》和《阴阳十一脉灸经》（图1-6）（乙本）等养生文献
共同构成了完整的养生体系，古人多将养生称为"导引"。因此，马王堆
帛书整理小组一致认为该图谱为导引养生图谱，最终命名为《导引图》。

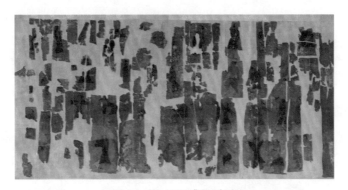

图1-5　马王堆导引图

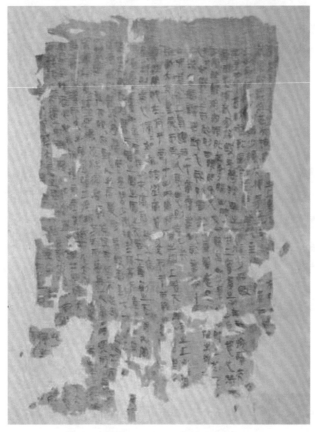

图1-6　阴阳十一脉经

总之，《导引图》作为一部珍贵的养生图谱，揭示了古人养生的智慧和实践方法。它不仅是文化遗产的传承，更是养生智慧的传承。

（二）马王堆导引的起源传说

中国古代的导引术总是与几个传说中的人物有关，分别是彭祖、赤松子、王子乔（或王乔）和宁封子。彭祖，以长寿著称的传奇人物，名铿，姓未定，是帝颛顼的玄孙，陆终之子。据古籍记载，彭祖在殷朝时期担任大夫，那时他已年逾七百岁，却未有丝毫衰老之相，便是得益于他独特的养生之道。他常年服用由水桂、云母等珍贵药材研磨成的粉末，或是麋角散等名方，还精通导引行气之术。彭祖将这一技艺传授给了采女殷王等人，使得这一养生之道得以传承发扬。最终，彭祖在周游天下的过程中得道成仙，飞升而去。彭祖曾在尧帝时期受封于彭城，年享高寿，其道堪祖，故后世尊称为"彭祖"。

自汉代起，在神仙传说中，导引与两位杰出人物紧密相连，分别是赤松子和王子乔（王乔）。在汉晋六朝时期，他们成为了大多数养生及导引信仰者尊崇的典范。汉代文献中，长寿主题的论述屡见不鲜，如西汉政治家、文学家贾谊的诗歌《惜誓》中提及："赤松、王乔皆在侧，二子抚瑟而调谐兮。"这两位仙人不仅被司马迁的《史记》所记载，还出现在后汉末的《太上老君中经》之中。关于宁封子，据《太清导引养生经》记载，部分导引姿势传说由宁封子传授。据《列仙传》记载，宁封子约为黄帝时期的陶正。一位神人能发出五色烟，传授给宁封子。为求仙道，宁封子堆积柴火自焚，随着烟气上下，众人后在灰烬中找到了他的骨头，将其遗体安葬于宁北山，因而得名宁封子。部分导引法的创立也被民间附会为他的事迹。

上述与导引相关的神仙人物，既有源自传说中的黄帝和神农时代者，亦有史书记载的殷商、周、汉时代的人物。虽部分人物可能真实存在，但究竟他们是否确与导引术有关，尚存争议。

三、马王堆导引的发展与演变

马王堆《导引图》的发现，无疑是我国古代导引术研究领域的一大里程碑。这幅珍贵的文物，不仅填补了我国从春秋战国时期到西汉时期导引术的一段历史空白，更使得我国养生术的发展历程得以更加完整和清晰地呈现在世人面前。《导引图》的绘制，距今已有 2000 多年的历史。这幅古老的画卷，见证了导引术在我国古代的演变和发展。

自陶唐氏、阴康氏时期的"舞以宣导"，到马王堆三号汉墓出土的《导引图》，皆揭示了我国养生术的发展历程。至秦、汉时代，导引法已逐步发展成熟，其中涵盖了诸如身体屈伸俯仰、气息调控、意念凝聚以及肢体按摩等多种元素。随后的易筋经、五禽戏、六字诀、八段锦等养生健身方法，均在《导引图》这一传统养生文献中留下了深刻的历史烙印。在一定程度上，可视这些功法为《导引图》的继承与发展，它们与《导引图》存在一定的渊源关系。我国传统导引养生术经过几千年来的发展演变，历经了由简单的"熊经鸟伸，吐故纳新"导引动作到对症治病的导引术势，最后逐步走向简单规范化的五禽戏、八段锦、易筋经等导引养生功法的过程。导引术的发展演变是一个漫长的过程。如今，探索与研究这一源远流长且持续焕发生机的健身手段，不仅有助于丰富养生史与体育史的内涵，同时对现代养生理论与实践领域，亦具有深远的时代价值。

（一）导引的初期发展和应用

导引法的初步形态起源于生产力较为落后的原始社会。人们的生存环境恶劣，长期饱受饥饿，为了对抗大自然的侵袭，在长时间的生活和生产实践中，人们通过观察自然界的日月星辰变化规律以及鸟兽鱼虫的生活特性，经过反复试验，借鉴自然，模仿生物，象形取义，逐渐形成了各种旨在强身健体的功法。人们借鉴自然界动物的行为，创作出了"仿生舞"，以丰富自身的生产与生活。如在打猎过程中模仿动物姿态进行身体锻炼，从简单的"弹""跳""扑""推"等动作中获取简单的运动技能。同时，从动物本能行为中发掘出与人类"同类相动"的"适应性行为"。动物的各类特征对古代导引养生思想的形成与发展产生了重要影响，为后世导引提供了丰富的素材。据《黄帝内经》记载："中央者，其地平以湿，其病多痿厥寒热，其治宜导引按跷，故导引按跷者，亦从中央出也。"古代医学家通过观察人们在工作和生活中的运动姿态，发现不同的姿势对健康和疾病有着不同的影响。他们将这些观察到的姿势和相应的调理方法整理成一套导引术式，用于调节人体的阴阳平衡和治疗疾病。

一七

（二）导引发展到春秋战国时期，广泛应用

《吕氏春秋·古乐》："昔陶唐氏之始，阴多，滞伏而湛积，水道壅塞，不行其原，民气郁阏而滞著，筋骨瑟缩不达，故作为舞以宣导之。"这段表明古时人类居住环境恶劣，易染疾病，于是自创一种类似舞蹈的动作，以舒展筋骨，畅通气血，疗愈疾痛。有学者认为，其中的"舞"即是导引术的萌芽。《老子》："载营魄抱一，能毋离乎？抟气至柔，能婴儿乎？"主张养生要注意精神、肉体的统一，炼气要达到柔和调顺的境界，如婴儿之浑然无欲。《内经》："恬淡虚无，真气从之，精神内守，病安从来。"说明排除杂念、神不外驰是内气产生防治疾病的根本。故"营魄抱一""恬淡虚无"是导引的思想理论基础。"抟气至柔""真气从之"是导引的基本方法。《庄子》所云的"吹呴呼吸，吐故纳新，熊经鸟伸，为寿而已。"是将导引内容具体化，概括为特殊的呼吸法，配合以肢体运动。在最早的医学文献《灵枢·病传》："或有导引行气、乔摩、灸、熨、刺、焫、饮药之一者"；《黄帝内经·素问·异法方宜论篇第十二》："其病多痿厥寒热，其治宜导引按跷"，将导引列于治法首位，可见当时导引在医疗上占有重要地位。战国初期的《行气玉佩铭》："行气，深则着，蓄则伸，伸则下，下则定，定则固，固则有，荫则长，长则退，退则天。天几春在上；地几春在下。顺则生；逆则死。"玉佩为士大夫阶层所佩，说明导引在当时为上层阶级所器重。马王堆导引图就是在春秋战国导引普及之后，再到秦汉之际导引得到进一步发展应用这一时期的作品，以此作为豪门殉葬礼品之一。根据马王堆导引帛画的描绘，可以明确看出导引法在古代并非某一特定阶层的专属健身技巧，而是广泛流传并被不同职业、不同年龄层的人们所熟知和普遍采用的养生方式。这一现象表明，导引法在古代社会中具有普遍的适用性和广泛的传播基础。

随着医学的不断发展，直接推动了导引术的发展，华佗五禽戏的出现无疑是核心之作。华佗的导引养生术是一种通过人体内调，调节人体的五脏六腑系统，从而能由内而外的一种健康养生。《五禽戏》的出现开创了套路模式的导引养生先河。

（三）导引术的完善阶段

两晋南北朝，道、释、玄三家大行其道，导引术也因此发展出了许多流派。葛洪，作为道教养生的代表人物，深信通过"导引"和"行气"的方法，可以达到延年益寿的效果。他主张将这两种方法结合，以实现养生的最佳效果。葛洪对导引术的实用性进行了深入探讨，他认为"伸屈""踯躅""息"等动作均蕴含导引之意。在两晋南北朝时期，导引术取得了显著的进步。南朝的陶弘景将养生与医学相结合，成为中国历史上最早对导引术进行系统整理的养生专家，他编纂的《养性延命录》、隋代巢元方的《诸病源候论》等文献中有详细记载呼吸吐纳为主的六字诀，在日常生活中，人们常常无意识地运用以呼吸吐纳为主的六字诀。当心情不畅时，他们会自然地吐出一口气，甚至发出长叹短嘘，起到疏解肝气的作用，形成了嘘字诀的雏形。而在寒冷的冬季，当手部感到发凉时，人们会自然地用嘴对手进行哈气，借助体内的热气来温暖双手。古人总结认为这种方法具有驱寒的功效，进而形成了呵字诀。而在劳动场景中，当多人共同搬运重物时，常常会发出"一、二、三，嘿"的呼声。昔日码头搬运工及建筑行业中的石工、泥工，于劳作之际，常诵"嘿哟！""嘿！嘿！哟！"等口号，这些口号即为吹字诀之雏形。然而，生活中的肢体动作与呼吸调控字诀，往往孤立、静态，且缺乏系统的理论指导。通过长期的观察，我们对这些源自生活与劳动的方法进行了深入研究和提炼，将其转化为理论，并进行系统化的整理。这些方法不仅可以指导养生保健，还形成了各具特色的导引法。

唐朝时期，导引术发展更为显著。据《唐六典》记载，"凡人肢节脏腑积而疾生，宜导而宣之，使内疾不留，外邪不入"，人体肢节脏腑因积聚而发病时，可通过导引按摩等方式进行宣泄，使内外疾病得以消除。按摩可缓解风、寒、暑、湿、饥、饱、劳、逸等"八疾"。在隋唐时期，太医署还设立了按摩科、导引及推拿等专业。《备急千金要方》《诸病源候论》以及唐代马承祯所著的《服气精义论》等著作，对古代医疗导引术进行了详尽阐述。孙思邈致力于调节人体气息，通过静坐法以调摄身心。与此同时，他也倡导运动锻炼，其中最具代表性的为"老子按摩法"。这一锻炼方法强调关注气息变化，休养生息。两宋时期，导引术得到进一步发展。北宋的陈希夷"二十四气导引坐功"以及南宋的"八段锦"尤为著名。二十四气导引坐功法是根据二十四节气制定的相应的二十四种功法，并分治二十四类病症。这套功法按照一年的二十四个节气进行有针对性的练习，深度融合了古人的"天人合一"理论，注重与自然界的联系和共振，通过与节气的变化相应，调整身体的能量和节律。

（四）导引术的成型阶段

明代"易筋经"的问世为导引术赋予了新的内涵，强调通过调整筋骨以疏通身体脉络，导引术至此基本确立。《易筋经图说·附录》对原有《灵剑子引导子午记》的口诀进行了审慎修订，使其更加通顺易懂，最终形成了八句口诀的新版本。此外，八段锦在明初时期经历了进一步的发展，逐渐演变为十二段锦和十六段锦，这一变革在明初道士冷谦所著的《修龄要旨》以及后续相关文献中均有详尽的记载。明清时期，相关研究者对导引术进行了资料的整合和改编。导引术的动作标准得到了一定的规范。

自 20 世纪 50 年代起，导引作为中医养生康复学的重要组成部分，是关键的养生康复途径，已取得了长足的进步。目前，马王堆导引术已被众多中医院校纳入选修课程，成为了学生们学习的重要内容。同时，也吸引了大量来华访问的国际友人，他们对导引法表现出浓厚的兴趣，进一步推动了导引在国际的传播与推广。导引法在国内外的传播逐渐规范化。

四、马王堆导引的源流研究

经湖南省文物考古研究所的委派，资深考古学家周世荣先生出任马王堆汉墓发掘业务组的副组长，全面负责现场的发掘工作、绘图记录以及整个过程的文档整理。周先生主编了《马王堆养生气功》一书，该书精心收录了《诸病源候论》及导引图中的十三个与疾病紧密相关的导引法。同时，周先生还对这些病名进行了细致的分类，包括时令病、内脏病、躯体病和五官病四大类，并为每一类病名提供了简洁明了的注释，以便读者更好地理解和应用。周世荣先生认为，马王堆的《导引图》不仅是我国最早的健身图谱，同时也是研究《五禽戏》源流的重要实物资料，具有极高的研究价值。

刘朴在深入研究《引书》《合阴阳》《天下至道谈》以及马王堆出土的《导引图》等文物后，发现其中所记载的健康导引术的分类及其各式名称的研究尚处于初步阶段。为了更准确地理解这些导引术，刘朴采用了历史资料研究法，对这些导引式的名称进行了细致的分类与对比分析，从而揭示了西汉初期导引式命名的特点及其内在的逻辑关系。通过查阅相关资料、对文物资料的复原工作以及对比研究等多种方法，刘朴成功解明了马王堆《导引图》和竹简《引书》中涉及使用器械的术式治疗的多个方面，包括所治疗的疾病名称、具体的术式名称以及动作过程等。这一研究成果不仅为我们正确解读汉代器械导引术提供了重要依据，同时也为丰富古代医疗体操的内容做出了积极贡献。

2009 年，国家体育总局集结专家智慧，参照帛画图，以中医学理论为指导，精心创编并推出了马王堆导引术健身养生功法（图 1-7）。此功

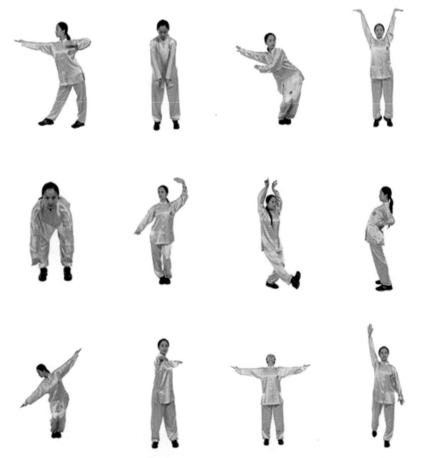

图 1-7 国家体育总局推出的马王堆导引术健身养生功法（图片源自国家体育总局官网）

法特色鲜明，强调"循经导引、形意相随"的原则，动作设计涵盖了肢体的开合提落、旋转屈伸、伸筋拔骨等多个方面，对马王堆导引术的起源、发展、基础特性及动作精髓进行了全面深入的阐述。为了进一步推动马王堆导引术在全球范围内的普及与推广，2012 年，体育总局相继发布了该功法的英文版、法文版及德文版，这些举措对于提升马王堆导引术的国际影响力具有重大意义。

第二章　马王堆导引原图及解读

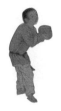

第一节　马王堆导引原图

一、马王堆导引原图

（一）马王堆导引原图的挖掘

《马王堆导引图》于 1973 年湖南省长沙市马王堆三号汉墓椁箱木匣中发掘，经过专业裱糊、缀补拼合，发现其为一幅描述古人锻炼身体的彩色帛画，画为工笔彩绘。经认定该帛画绘有人像的部分约 100 厘米长，人像共分 4 行，每行各有 11 幅，每幅均为一个运动姿势的人像，共计绘有 44 个男女屈伸俯仰的图像，除残缺者外，尚存 31 处图像外侧书写有简短的文字。

"导引"一词目前最早能追溯到先秦典籍《庄子·刻意》一书，书中记载："吹嘘呼吸，吐故纳新，熊经鸟申，为寿而已矣。此导引之士，养形之人，彭祖寿考者之所好也。"由此可见，导引就是中国古代的健身术，是中国古代人民在强身健体方面所遗留下来的智慧结晶。马王堆汉墓出土的帛画中发现，原图 32 "信（伸）"和原图 41 "熊经"与《庄子·刻意》描述相合，且结合其他史料和同一帛书中整理出的《却谷食气篇》《阴阳十一脉灸法》，马王堆帛书整理小组断定该帛画为导引养生图谱，故以《马王堆导引图》定为其名。

　　经马王堆帛书整理小组、湖南考古研究所周世荣研究员在参考了大量与导引图相关的古籍文献后，完成了《马王堆导引图复原图》（图 2－1）的修复与还原。

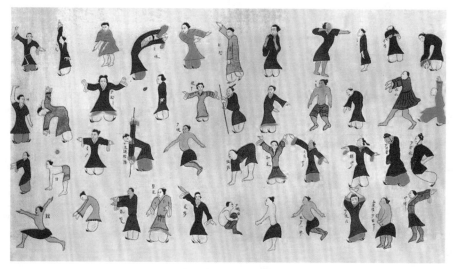

图 2－1　马王堆导引图复原图（有标注版）

（此图为 1979 年出版的《马王堆导引图复原图》）

（二）马王堆导引原图的内容

　　对《马王堆导引图复原图》进行观察，从人像整体布局看，第 1 行人像错落有致，排列最为整齐，且人像全部身着长衣，其余 3 行中，第 2 行和第 3 行各有 1 个裸上身人像，第 4 行中有 4 个。从 44 个人像的发型和服饰来看，人像多绾发、戴头巾，多数人像身穿蓝色夹袍，少数人像身着红色禅衣，或内着红色禅衣再外穿蓝色夹袍。由此可以反映当时导引功法在社会各个阶层，无论是贵族还是庶民阶级，均有流行和普及。

　　44 个人像彼此独立，并不连贯。从图中人像的形态动作来看，多以肢体运动为主，且多为站立式和步式导引，肢体动作形态各异。图像中也有器械辅助的运动，如人像持一长棍，但其他大多仍为徒手运动，器械运动较少。仔细观察人像细节，可见部分人像口部有不同程度的开合，四肢的活动幅度较小，可初步推测此类动作可能为呼吸运动。

　　《马王堆导引图》虽已复原，但仍有 13 处缺题，图中字迹有的清晰完整，少许模糊不易辨认。由于《马王堆导引图》没有其他相关文字解释，故只能从导引法名称推断其相应的治疗作用。"引"即"导引"之意，祛疾类的导引法名称多由"'引'+疾病"的结构组成，如"引颓、引聋、引膝痛"等。还有一些图像没有"引"字，只标了病名，如"痛明、腹中、烦"等。还有题名缺失的，以及题名仅是一些仿生的动物名称，没有提及治疗作用。但目前有许多学者对图中的动作和题记提出了质疑。44式动作按从上至下、从右至左顺序识图（图2-2、图2-3），具体情况如表2-1所示，括号内为专家补缺或注释文字。

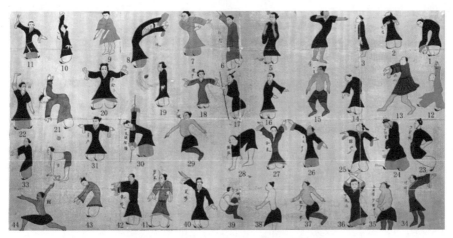

图2-2 马王堆导引图复原图临摹排序图

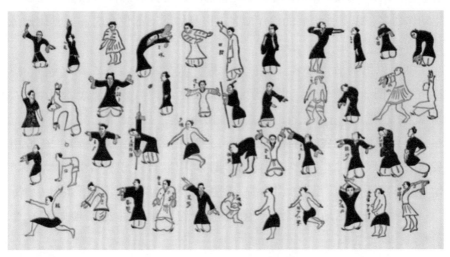

图2-3 马王堆导引图线描图

表 2-1 《马王堆导引图》题记释文标示表

11（缺题）	10残	9（缺题）	8堂（螳）狼（螂）	7（缺题）	6折阴	5（缺题）	4（缺题）	3残	2残	1（缺题）
22烦	21（缺题）	20引聋	19（缺题）	18覆（腹）中	17（缺题）	16（缺题）	15引穨（癩）	14残	13痛明	12残
33（缺题）	32（鸟）信（伸）	31鹞（摇）北（背）	30以丈（杖）通阴阳	29引项	28偄（偄）厥	27龙登	26残	25鹤（唳）	24引肤赜（积）	23引郄（膝）痛
44鹋	43（缺题）	42（龟）恨（咽）	41熊经	40猨（猿）嘑（謼）	39引脾（痹、髀）痛	38（缺题）	37坐引八维	36引温病	35木（沐）侯（猴）讙引炅中	34卬（仰）謼（呼）

经马王堆帛书整理小组通过对《导引图》所载 44 幅导引术式图像的题名，及人物图像展现的动作进行分类，发现导引术式图像的题记命名是以仿生和具体疾病的治疗为主，少数以身体活动的部位和具体动作来命名。从人物动作和姿势来看，基本上为立式导引，并以上肢和全身性的肢体运动为多数，少数为呼吸行气和辅助器械的运动。

《导引图》所载导引术式根据其题名的命名特点总体可以分为：以仿生动作命名、以具体疾病的治疗命名、以身体活动部位命名和以具体操练动作命名等。

（1）以仿生动作命名：图 8 堂（螳）狼（螂）、图 25 鹤（唳）、图 27 龙登、图 31 鹞（摇）北（背）、图 35 木（沐）侯（猴）讙引炅中、图 40 猨（猿）嘑（謼）、图 41 熊经、图 44 鹋，共计 8 幅。

（2）以具体疾病的治疗命名：图 13 痛明、图 15 引穨（癩）、图 20 引聋、图 22 烦、图 23 引郄（膝）痛、图 24 引肤赜（积）、图 35 木（沐）侯（猴）讙引炅中、图 36 引温病、图 39 引脾（痹、髀）痛，共计 9 幅。

（3）以身体活动部位命名：图 18 覆（腹）中、图 29 引项、图 37 坐引八维，共计 3 幅。

（4）以具体操练动作命名：有图 6 折阴、图 28 偄厥、图 32（鸟）信

（伸）、图34 卬（仰）謼（呼），共计3幅。

二、马王堆导引原图的内容解读

（一）图1（缺题）

图像说明：图中人像身着深蓝色长服，弓背弯腰俯身，双臂下垂至足且与躯体平行。

图像分析：弯腰是此图中人像最明显的动作特征，双手几近地面，表现人物尽其所能向下俯身，以最大程度活动腰背部。

（二）图2 残

图像说明：本图题名及原图均残，且残缺面积较大。整理小组根据敬慎山房绘《导引图》中的"理瘀血图"对该图进行复原。复原后人像为男性，身着深蓝色长服。仰头背手，双手似捶背状。

（三）图3 残

图像说明：此图中人像身着深蓝色长服。赤脚侧身直立，上肢自然下垂，置于身体两侧。

图像分析：此图为立式导引，最突出的特点是人像面部嘴为"撅起"状，似做呼吸运动。

（四）图4（缺题）

图像说明：此图中人像身着深蓝色长服。赤脚顶髋而立，向右转身，头微仰，两臂与肩齐平，作拉弓状。

图像分析：此图为直立拉弓式，主要活动部位为腰背及上肢。

（五）图5（缺题）

图像说明：此图中人像身着深蓝色长服，并足，略微侧立，屈肘向前贴于胸胁，赤襟。

图像分析：此图为站立式，活动部位主要集中在上肢手臂。

（六）图6 折阴

图像说明：此图中人像身着灰色长服。向左侧立，前后错足。左臂自然下垂，右臂向前上方举。图旁题字：折阴。

图像分析：此图为步式导引。从题记"折阴"和图像来看，既不能体现题记"折"的动作，也不能确定"阴"字是指阴脉，或是阴部，或是腹部。但从张家山汉简《引书》16简："折阴者，前一足，错手，俛而反钩之"的折阴术式描述来看，两手仅交错，未见高举手臂的动作。《导引图》原图右臂已残缺，整理小组复原为右臂高举，则与《引书》描述的动作相悖。根据两者为同名导引术式，且两者均有前迈一足的动作，初步推测《导引图》折阴术式图像展现的可能为"折阴"的预备式。

（七）图7（缺题）

图像说明：此图中人像身着赤色长服，赤裤。俯身前屈，双臂向左摆动。

图像分析：此图为立式导引。主要活动部位主要为双臂，人像腰背略微向前屈，使双臂左右摆动的空间和幅度更大。

（八）图8堂（螳）狼（螂）

图像说明：此图中人像身着深蓝色长服，赤袖，赤裤。人像侧身弯腰，双臂向左上方伸展，双目注视足下一物。

图像分析：此图为模仿螳螂动作的导引术式。从图像来看，人像双目注视足下一物，高举上肢，似螳螂捕猎时紧盯猎物，张开如镰刀一般的前足，抓捕猎物的动作。

（九）图9（缺题）

图像说明：此图中人像身着赤色单衣。人像躬身前趋，下肢微屈，双臂伸于前下方。

（十）图10残

图像说明：此图中人像身着深蓝色长服。人像侧立，右臂高举，左臂下垂。

（十一）图11（缺题）

图像说明：此图中人像身着深蓝色长服，赤裤。人像直立，左手向下方斜伸，右手向上方斜举。

图像分析：此图为站立式，主要活动部位为手臂。从图像可以看到手臂的活动并非直直伸展，而是有一定的柔韧与弯曲度。

（十二）图12残

图像说明：此图中人像身着赤色长服。向左侧身，一足站立，一足略微抬起向前迈，双臂上举，头略向前伸。

（十三）图 13 痛明

图像说明：此图中人像似有巾帻，身着棕灰色单衣。向左侧身前趋，双臂微抬前伸，前迈一足，似行步状。

图像分析：此图为步式导引法。图中人像迈步行走，前伸双臂，既活动了手臂，又是对胸肋部的舒展。"马王堆三号汉墓帛画导引图的初步研究"一文认为《礼记·檀弓》有子夏丧子而"丧其明"的记载，《千金要方》卷六有"五藏客热上冲眼内外受风不明方"，所以痛明应当指眼珠疼痛的症状。马继兴从音韵学的角度说明"目"与"明"上古音均明母纽，认为痛明为痛目，痛目是目痛之倒。唐兰（1979）认为此当为痛肋，图为治胁下痛的导引法。

（十四）图 14 残

图像说明：此图中人像身着深蓝色长服。向左侧立躬身，两臂伸向前下方。

（十五）图 15 引贕（癩、颓）

图像说明：此图中人像赤裸上身，身着棕色短裤，两手下垂，赤足屈膝站立。

图像分析：此图为立式导引，主要活动部位为下肢腿部。此图题记第二字左半边残缺，唐兰认为第二字疑当读为"愦"，即心中烦乱之意，也可能是贕疝的"贕"字。沈寿（1980）认为原题可能为"引喟"，"喟"即"谓"，《说文》："谓，太息也。或从贵。"治疗病理性的频频叹气。因此该导引术式具体是治疗心中烦乱，还是频频叹气，从残缺的题记和单一的图像并不能判断。张家山汉简《引书》第70～71号简有"引颓"的导引术式。目前多做"引颓"理解。

（十六）图 16（缺题）

图像说明：此图中人像身着深蓝色长服。并足直立，双臂向左平行摆动，上身略向左侧身。

图像分析：此图为立式导引，主要活动部位为手臂。此图与图 7 颇为相似，均为两手臂向左平行摆动，区别仅在于图 7 有明显躬身前屈的动作。

（十七）图 17（缺题）

图像说明：此图中人像身着深蓝色长服，戴冠。向左并足侧立，双手持一长棍。

图像分析：此图为立式导引，导引术式为器械辅助运动。人物手持一长棍站立，在导引操练的过程中，长棍可能起着支撑的作用。

（十八）图18 覆（腹）中

图像说明：此图中人像身着棕色长服。正面直立，上肢向外展开平伸，与肩齐平，左掌翻掌向上，右掌覆掌向下。

图像分析：此图为立式导引，主要活动部位为手臂。从题记来看，"覆"假为"腹"。《素问·腹中论》专论腹中诸病，如臌胀、血枯、伏梁。"覆中"则为祛除腹中胀满诸症的导引术式。马继兴认为"痛"原作"中"，二者为同源字，应作"腹痛"解。因此该导引术式与治疗腹中诸病相关。

（十九）图19 （缺题）

图像说明：此图中人像身着深蓝色长服。向左侧身，并足直立，双臂下垂置于身体两侧。

图像分析：此图为立式导引。与图3相似，两图均为侧身直立，双臂下垂，但此图人像面部未见如图3嘴部所呈的"撅起"状，但也可推测此图为作呼吸运动的导引术式。

（二十）图20 引聋

图像说明：此图中人像身着深蓝色长服。双手握拳，双臂微屈向左右外侧伸展，两足分开。

图像分析：此图为立式导引，主要活动部位为双臂。耳不闻声为聋，从题记来看，此为治疗耳聋的导引术式。

（二十一）图21 （缺题）

图像说明：此图中人像身着棕灰色长服。向左侧身弯腰，左臂上举，右臂向下作拾球状。

图像分析：此图为立式导引，主要活动部位为双臂及腰部。

（二十二）图22 烦

图像说明：此图中人像身着深蓝色长服，赤裤。直立，右手翻掌向上举，似作托物状，左手下垂。

图像分析：此图为立式导引，该图示残损严重，难以看出具体的术式。"烦"为心胸烦闷不舒的症状，虚、实、寒、热证均有心烦。周一谋认为"烦"属于自我感觉症状，与人的意念有关，导引时神存守意，可转移中枢兴奋点，故各式导引均对"心烦"有效。

（二十三）图23 引郄（膝）痛

图像说明：此图中人像戴冠，身着深蓝色长服。原图残缺严重，整理小组将其复原成挺胸腹屈膝，以双拳搓腰眼状。

图像分析："郄"通"膝"，《灵枢·杂病》有"膝中痛"，《素问·骨空论》有"膝痛不可以屈伸"，故引膝痛是治疗膝髌疼痛的导引术式。

（二十四）图24 引胠责（积）

图像说明：此图中人像身着深蓝色长服，赤裤，戴冠。前后错足，双手相拱，持一袋状物，做低头漫步状。

图像分析：此图为立式导引。题记中"胠"的部位，据唐代王冰注，是在"胁上"，据《说文》则在"腋下"。《广雅》直接提出"胁"部的说法，相当于侧胸部。胠积就是在胠部的积气或积聚。《素问·奇病论》中"帝曰：病胁下满气逆，二三岁不已，是为何病？岐伯曰：病名曰息积，此不妨于食，不可灸刺，积为导引服药，药不能独治也。"记述了病名为"息积"的疾病，特征为胁下满、气逆，还强调了此疾病药不能独治，须配合导引进行治疗，说明导引对此类积聚的病症有特殊疗效。

（二十五）图25 鹤□

图像说明：此图中人像身着深蓝色长服，束腰，赤襟。人像两足一前一后站立，头向右侧上方微仰，腰部略微旋动，两臂平举展开，与肩同高若翔动状。

图像分析：此图为立式导引，但因题记残缺，因此词义不详。从图像来看，似模仿仙鹤展翅状。唐兰疑为"鹤听"，因唐人诗中有说到鹤听。沈寿读为"鹤谭"，解作"鹤喥"，图像似鹤之举翅引项而喥。马继兴读作"鹤喥"，喥字及鹤喥均为鹤的鸣声，在此导引术式中指代模仿鹤在空中飞翔时展翅高鸣的姿势。

（二十六）图26 残

图像说明：此图中人像身着蓝色长服，束腰，赤裤。侧身直立，右臂向前斜举，左臂向后斜伸。

图像分析：此图为立式导引，动作与图25鹤□较为相似，活动部位为手臂，两臂均有前后伸的动作，仅有举手高度的差异。

（二十七）图27 龙登

图像说明：此图中人像身着棕色长服，束腰。正面直立，两足呈"八"字分开，双臂向上方高举，外展，掌心相对。

图像分析：此图为立式导引。登字有上升之意，从题记看，"龙登"形容龙腾空登天之状。唐兰释作"蜚登"，"蜚"读为"飞"字，图中人物举两臂是振翅欲飞的形状，若龙体飞翔登天之势。

（二十八）图28 備（俛）厥

图像说明：此图中人像身着深蓝色单衣，赤足。俯身弯腰，昂首，两手触地。

图像分析：图题中"備（俛）"即"俛"，俛字同"俯"，指作屈身低头俯地的姿势。厥字为古病名之一，指人体内下部的气向上部逆行。因此图题应为"俛厥"。沈寿认为此作"猫蹶"，指效仿猫步行之态。周一谋认为此应作"满厥"，即气机逆乱导致腹满膜胀，严重时昏厥。《素问·厥论》："厥或令人腹满，或令人暴不知人。"诸家之说以"俛厥"近是。

（二十九）图29 引项

图像说明：此图中人像裸上体，下身着深蓝色衣裳，赤足。双臂向外微展，做展翅飞翔状，两足合并，作蜷屈跳跃状。

图像分析：项，即后颈部。从题记看，"引项"是指运用导引方法治疗颈部疾病，如颈痛或项背强直等。马继兴认为项字后疑脱"痛"字。

（三十）图30 以丈（杖）通阴阳

图像说明：此图中人像身着深蓝色长服，束腰，赤襟赤裤。人像侧身弯腰，左臂向上、右臂向下伸展，两手持长杖做弯腰柱地状。

图像分析：此图为立式导引。从题记看，"以杖通阴阳"即用木杖作为辅助工具，来达到疏通人体阴阳目的。

（三十一）图31 鹞（摇）北（背）

图像说明：此图中人像身着深蓝色长服，双足并立，腿部微曲，两臂与肩齐平，向外平展，掌心向上。

图像分析：此图为立式导引。鹞是一种形状似鹰而小的猛禽。唐兰认为此图似鹞鹰背飞的形状，题记"鹞北"当读为"鹞背"。马继兴作"鹞飞"，"飞"原作"北"，"北"假为"飞"，指鹞在天空中飞翔猛悍之状。目前解释较多倾向于唐兰所释。

（三十二）图32（鸟）信（伸）

图像说明：此图中人像赤裸上体，身着棕灰色短裤，赤足。人像弯腰前趋，双手垂直向下，昂首伸颈。

图像分析：此图为立式导引。从题记看，此"信"当读为"伸"，且"伸"字前当缺"鸟"字，即"鸟伸"之式。从图像来看，人像俯身弯腰，似鸟之伸躯。"鸟伸"是一种古老又极为常见的导引法，《庄子》《淮南子》以及《黄帝内经太素》的杨上善注等均有对"鸟伸"术式的记述，但只见文字记载不见图像，可以说此图的出现弥补了这一缺憾。

（三十三）图33（缺题）

图像说明：此图中人像身着深蓝色长服，赤裤。向右侧立，双臂向前伸。

图像分析：此图为立式导引。主要活动部位为双臂。此与图13痛明导引术式相似，均有双臂前伸的动作。

（三十四）图34 卬（仰）謼（呼）

图像说明：此图中人像身着灰褐色单衣，束腰，赤足。人像双臂向后上方伸举，挺胸，作呼吸行气状。

图像分析：此图为立式导引。从题记"卬謼"看，"卬"通"仰"，"謼"为"呼"之古字，故应读为"仰呼"。仰为举，抬。呼为呼气或呼喊。因此此式为深吸气后，双臂后举，挺胸昂头，呼气而出。

（三十五）图35 木（沐）侯（猴）讙引炅中

图像说明：此图中人像赤裸上身，下身着深蓝色衣裳，赤足。人像向右侧立，两足前后分立，胸腹略前倾，双手握拳放两侧，口部作呼吸行气状。

图像分析：此图为立式导引。从题记看，"木侯"即"沐猴"，猕猴也。《广雅·释诂二》："讙，鸣也。""炅中"即"热中"，在《内经》及出土医书中皆有出现，与寒中相对，属于热性疾病的一种。故此试为通过模仿猕猴鸣叫来导引治疗热病。

（三十六）图 36 引温病

图像说明：此图中人像身着深蓝色长服，戴巾帻状，赤襟，赤裤。人像正面直立，双臂屈曲，双手交叉举于额上。

图像分析：此图为立式导引。从题记看，为导引温病之术式。温病，时令病的一种。马继兴认为本题的"温病"和"炅中"均是具有急性传染性质的热性病，古人利用导引法治疗这类疾病主要是增强体质以达到扶正祛邪的目的。

（三十七）图 37 坐引八维

图像说明：此图中人像赤裸上身，下身着深蓝色衣裳，赤足。双膝微屈，双手分别向前后下方分开。

图像分析：从题记看，"八维"中"维"为系物之大绳，引申为角落，表方位。《楚辞·七谏》："引八维以自导兮，含沆瀣以长生。"可见古人利用"引八维"自我锻炼身体，在民间是较常见的导引法。沈寿认为坐引八维即坐式转体甩手运动。

（三十八）图 38（缺题）

图像说明：此图中人像赤裸上身，下身着深蓝色衣裳，赤足。向右侧身直立，双臂向前下方伸展。

图像分析：此图为立式导引，主要活动部位为上肢手臂。此与图 33 相似，均为向右侧身直立，双臂前伸的动作。

（三十九）图 39 引脾（痹、髀）痛

图像说明：此图中人像赤裸上身，下身着棕灰裳。人像屈膝端坐，双手环抱双腿。

图像分析：从题记看，"引脾痛"中，"脾"字，唐兰认为读作"痹"。周一谋认为脾通"痹"，痹痛是因痹症引起的腰背及肢体关节部位疼痛。马继兴认为脾读作"髀"。髀为大腿部，骨关节部，或泛指下肢。诸家之说皆可通，"引痹痛"说法相对较多。

（四十）图 40 猨（猿）嘷（譹）

图像说明：此图中人像身着深蓝色长服，右手向上方斜伸，左手向下方斜展，似作呼啸状。

图像分析：此图为立式导引，主要活动部位为上肢手臂。从题记看，为模仿猿猴呼啸的导引术式。

（四十一）图 41 熊经

图像说明：此图中人像身着棕灰色长服，束腰。向右半侧身作转体运动状，两臂微屈上抬环绕于胸前，左臂微高于右臂，两足呈"八"字形分开。

图像分析：此图为立式导引，主要活动部位为上肢手臂。从题记看，为模仿熊行走姿势的一种导引术式。熊经最早见于《庄子·刻意》，后世亦多论及，是古今常用的导引术式。

（四十二）图 42 □恨

图像说明：此图中人像身着深蓝色长服。向右侧立，双臂向正前方平举，与肩齐平。

图像分析：此图为立式导引，主要活动部位为上肢手臂。但因题记残缺，因此词义不详。唐兰认为"恨"字疑当读为"垦"，像垦地发土的样子。马继兴作"龟恨"，认为"恨"字疑当假为"咽"，二者为同源字。龟咽是模仿龟引颈吸气的一种古导引法，在《诸病源候论·大便不通候》中称为"龟行气"。沈寿释为"犬恳"，谓犬以后肢站立，翘首恳望，若有求于人。

（四十三）图 43（缺题）

图像说明：此图中人像身着棕灰色长服。屈身侧俯，双臂微抬，向前伸展。

图像分析：此图为立式导引，主要活动部位为腰部及上肢手臂。

（四十四）图 44 鹞

图像说明：此图中人像赤裸上身，下身着深蓝色衣裳，赤足。人像弓步，作展双臂前扑状。

图像分析：从题记看，"鹞"属鹰类的猛禽，飞行矫健迅速。沈寿补作"鹞势"。马继兴补作"鹤视"，比喻鹞飞在高空目光向下，注视所要袭食小鸟类动物的形态。

三、健身气功·马王堆导引术

(一) 健身气功·马王堆导引术概述

21 世纪初，为使健身气功这一中华优秀传统文化不断发扬光大，更好地为广大群众强身健体服务，国家体育总局健身气功管理中心从挖掘整理优秀传统养生健身功法入手，以科研课题方式组织专家编创健身气功功法。为了使功法简单易学，名称便于记忆，且动作美观大方，健身功效显著，适合不同人群的习练，上海体育学院在《马王堆导引图》基础上，深入系统研究各类相关文献资料，进一步明晰了《马王堆导引图》的文化内涵、功法技术等关键环节，组织编创了新功法——"健身气功·马王堆导引术"（以下简称"马王堆导引术"）。

马王堆导引术的动作来源主要取自于《马王堆导引图》。课题组从《马王堆导引图》中选取了 17 个动作。起势动作选取了导引图中的一个行气图式，为开始练功做好准备；收势动作通过三环抱气，起到引气归元、调和气血、平秘阴阳、静养心神的作用。整套功法以整体观为指导进行编创，功理符合健身气功的传统理论；动作设计围绕身体进行开合提落、旋转屈伸、抻筋拔骨，并且动作美观大方，符合人体运动的规律；呼吸要求自然，以形导气，意引气行；意念要求宁静、专一而不杂；功法演练要求松紧交替、舒缓圆活、形意相随、身心合一。按每式动作对称重复练习 2 遍计算，全套功法演练时间约为 17 分钟，适合大众练习。

自马王堆导引术面世推广以来，已经在中国乃至世界各地广泛传播，为增进世界民众身心健康、弘扬中华优秀传统文化和促进社会和谐做出了积极贡献。

(二) 健身气功·马王堆导引术功法

马王堆导引术功法分为预备势、起势、挽弓、引背、凫浴、龙登、鸟伸、引腹、鸥视、引腰、雁飞、鹤舞、仰呼、折阴、收势等内容。其中"龙登""仰呼""折阴" 3 式的动作和名称与《导引图》均相同；"鸟伸""引腹""引腰""鹤舞" 4 式可在《导引图》中找到相同导引式，但名称有别，四者在《导引图》中的名称分别是"伸""腹中""引膝痛""鹤□"；"挽弓""引背""凫浴""鸥视""雁飞" 5 式可以在《导引图》中找到相同导引动作，但名称均缺如，为编撰者后补。

该功法把经络学说的相关内容恰当地引入功法的锻炼当中，其中十二式动作分别对应经络学说的十二正经，按照经脉气血流注的循环顺序编排动作，引导和疏通气血运行的路线，促进身体的经筋牵伸。每一次的练习都将配合气血的经脉运行规律，最后以引气归元作为整套功法的结尾，完善自身的身体状态和素质。

1. 预备势

本式动作为使本功法习练者进入练功状态的准备动作。习练者在本式中两脚并立站立，头正颈直，端正身形，目视前方，调匀呼吸，宁神静气，启动气机。

2. 起势

本式动作根据马王堆导引图第 33 图进行创编，作为本功法起势动作。本式以行气为主，通过微展肩膀，打开气户穴，启动气机。通过两掌的上捧下按，配合呼吸，引导清气上行，浊气下降，从而使周身气血畅通、心神宁静。再通过肢体节律性运动，习练者可改善手足末端气血循环，起到温煦手足的作用。

3. 第一式　挽弓

本式动作根据马王堆导引图第 4 图和第 5 图进行创编。第 4 图画中人像顶髋而立，双手拉弓状；第 5 图画中人像并足而立，双手胸前合抱状。根据《太清导引养生经养性延命录》《修龄要指》《遵生八笺》《粉墨画导引图》等的类似记载，并参考《八段锦》"左右开弓似射雕"的名字，将该式动作命名为"挽弓"。

本式动作具有保健作用，主要治疗上半身及头面部疾患，并有行气活血、疏经通络、益寿延年的功效。通过扩胸展肩、抬头顶髋，刺激内脏、拉伸颈肩部肌肉，利于颈肩部不适的预防与调治。同时配合呼吸吐纳，利于祛除胸闷气喘等身体不适。顶髋挽弓，则有助于调整髋关节不适，可有效锻炼腰部肌肉，起到塑形健美的作用。伸臂时，意念从肩内侧中府穴到少商穴，可刺激调理手太阴肺经。从现代医学角度看，"挽弓"可以治疗颈肩腰腿痛等骨关节疾病，眼耳喉鼻等五官科疾病。

4. 第二式　引背

本式动作选自马王堆导引图第 13 图和第 14 图。第 13 图画中人两脚前后而立，前腿直、后腿屈，两臂前伸呈拱背状；第 14 图画中人两脚平行开立，向下伸臂呈拱背状。根据马王堆导引图所绘图像，结合编创主旨，将该式动作命名为"引背"。

本式动作主要作用是锻炼背部。本式动作后坐拱背时，使肩、背部肌肉得到充分牵拉，改善肩、背部不适。牵拉两胁，刺激肝胆，配合近观远望，利于眼睛不适的预防和调治。拱背时，意念从食指端到迎香穴，可刺激调理手阳明大肠经。从现代医学看，"引背"可用于治疗肩背脊柱疼痛等骨关节疾病，咳嗽上气等肺部疾病，以及心肝等胸中脏腑疾患。

5. 第三式　凫浴

本式动作选自马王堆导引图第 7 图和第 8 图。第 7 图画中人并足而立，摆手倾身，如湖中拂水状；第 8 图画中人并足屈膝，引挽肢体。参考《淮南子·精神训》所述："真人之所游，若吹呴呼吸，吐故纳新，凫浴猿躩，熊经鸟伸，鸱视虎顾，是养形之人也，不以滑心。"提取"凫浴"二字，命名该式动作。

本式动作以腰主宰，通过左右摆臂和转体，能有利于减少腰部脂肪的堆积，起到塑身强腰作用。并步顶髋、转体摆臂，有利于肩、腰部不适的预防和调治。当两掌下落时，意念从承泣穴到天枢穴，引导经气下行，能起到调理足阳明胃经的作用。从现代医学角度看，"凫浴"可以治疗亚健康状态、面瘫等疾病。

6. 第四式　龙登

本式动作选自马王堆导引图第 27 图。图中人像并足而立，双手直臂上穿，犹如蛟龙登天，直入云霄。图旁题字为"龙登"，因此本式动作沿用原题名"龙登"。

本式动作通过卷曲、舒展全身，刺激脊柱，有助于调整椎体间小关节紊乱；促进周身气血循环；增加下肢力量。直身上穿、提踵压掌可牵拉腹腔通畅"三焦"，有利于祛除胸闷、气郁、气喘等身体不适。提踵而立可发展小腿后肌群力量，拉长足底肌肉、韧带，提高人体平衡能力。两手上举时，意念从隐白穴到大包穴，可以起到调理足太阴脾经的作用。从现代医学看，"龙登"可以治疗皮肤病、胃肠病等。

7. 第五式　鸟伸

本式动作选自马王堆导引图第 32 图。图中人像俯身按掌，塌腰直背，伸头远视。图旁题字为"信（伸）"。马王堆帛书整理小组认为该字前少一个鸟，故依据图像，并结合编创主旨将该式动作命名为"鸟伸"。

本式动作中的屈膝旋臂、蠕动摆臂、蠕动隆起及向下还原等动作，通过脊柱波浪式蠕动刺激脊柱，有助于调节椎体间小关节紊乱，改善腰背部不适，促进周身气血循环。前俯按掌、抬头则有助于颈、肩部不适的预防与调治。两臂内旋外摆时，意念从极泉穴到少冲穴，可以起到调理手少阴心经的作用。从现代医学角度看，"鸟伸"主要治疗颈肩腰腿痛等骨关节疾病，咳嗽、唾血、呕等肺胃疾病，以及慢性疼痛，兼可增强人体抵抗力。

8. 第六式　引腹

本式动作选自马王堆导引图第 11 图和第 18 图。图中人像并足而立，举手按掌；第 18 图画中人并足而立，内外旋臂。图旁题字为"覆（腹）中"。张家山《引书》有"引腹痛"的描述。《素问·腹中论》也有专论腹中疾病。这里依据所绘图像，结合编创宗旨，将该式动作命名为"引腹"。

本式动作可以锻炼腹部，治疗腹部疾患。其中左右顶髋，有助于调节髋关节不适，有利于减少腰部脂肪的堆积，起到塑身作用。内外旋臂，有助于刺激手三阴、三阳经，促进气血循环。左右顶髋，配合手臂动作，可对腹腔进行按摩，刺激内脏，有助于消化不良、腹部胀气等脾胃不适的预防与调治。上撑时，意念从少泽穴到听宫穴，可以起到调理手太阳小肠经的作用。从现代医学角度看，"引腹"不仅可以治疗胃肠疾病，还可以增强体质，改善精神面貌。

9. 第七式　鸱视

本式动作选自马王堆导引图第 12 图。图中人像保持站立势，引项拉肩。《淮南子·精神训》："真人之所游，若吹呼吸，吐故纳新，熊经鸟伸，凫浴蝯躩，鸱视虎顾，是养形之人也，不以滑心。"此处记载的"鸱"，意指鸱鹰；鸱视，特指鸱鹰昂首而视，如鸱欲有所攫取。《后汉书·华佗传》也记载："是以古之仙者，为导引之事，熊经鸱顾，引挽腰体，动诸关节，以求难老。"由于原图题名缺失，因此借用古导引名，将该式动作命名为"鸱视"。

本式动作可以治疗肚腹膨胀，遍身疼痛。其中抻臂拔肩，头颈前探，有利于颈肩部不适的预防与调治。上步抬腿踢脚，可改善身体平衡能力，有利于下肢不适的预防与调治。探视时，意念从头部睛明穴，经后背到达小脚趾端至阴穴，可以起到调理足太阳膀胱经的作用。从现代医学角度看，"鸱视"可以治疗胃肠疾病以及慢性疼痛。

10. 第八式　引腰

本式动作选自马王堆导引图第 1 图。图中人像弯腰俯身，转头侧看。张家山出土《引书》中记载的导引所治病症有类似名称——（引）要（腰）甬（痛）。该式依据原图所绘图像，并结合编创宗旨命名"引腰"。

本式动作通过摩运带脉，有助于健脾利湿，缓解腰痛、疝气等不适症状。抵腰前推，有助于调节腰部小关节紊乱，缓解腰部不适。转腰旋脊，刺激脊柱及周围神经，有助于任督二脉气血畅通。直立提手时，意念从涌泉穴到俞府穴，可以起到调理足少阴肾经的作用。从现代医学角度看，"引腰"可以治疗肩背腰脊疼痛等骨关节疾病、胃肠疾病、心肺疾病、内分泌疾病。

11. 第九式　雁飞

本式动作选自马王堆导引图第 26 图。图中人像直立，抬臂斜伸，如鸿雁展翅。因图旁无题字，故依据所绘图像，象形取意，模仿大雁飞翔的动作，将其命名为"雁飞"。

本式动作通过身体左右倾斜，可以调理全身气血运行，有平气血、宁心神的功效。转头下视，则可刺激前庭器官，有助于调节平衡功能。转头下视时，意念从胸内天池穴经肘横纹中曲泽穴至中指端中冲穴，可以起到调理手厥阴心包经的作用。从现代医学角度看，"雁飞"可以治疗颈肩腰痛等骨关节疾病、五官科疾病、肠道疾病。

12. 第十式　鹤舞

本式动作选自马王堆导引图第 25 图。图中人像两脚分立，前后举臂。图旁题字：鹤□。根据复原图信息，并结合编创宗旨，课题组将该式动作命名为"鹤舞"。

本式动作通过两手臂前后摆动、躯干的扭转可有效促进全身气血的运行，有利于颈、肩、背、腰部不适的预防与调治。重心升降与两臂大幅摆动结合呼吸，则有助于调畅气机。直立推掌时，意念从无名指指端关冲穴到头面部丝竹空穴，可以起到梳理手少阳三焦经的作用。从现代医学角度看，"鹤舞"主要用于养生保健。

13. 第十一式　仰呼

本式动作选自马王堆导引图第 34 图。图中人像双脚开立，挺身引臂。图旁题字为"卬（仰）譹（呼）"。本式动作沿用原题名"仰呼"。

本式动作通过开臂仰呼，可祛除气喘、胸闷等身体不适，并有利于颈、肩部不适的预防和调治。提踵、落踵可增强小腿后肌群力量，拉长足底肌肉、韧带，提高人体平衡能力。从开臂仰呼开始，意念从头面部瞳子髎穴到脚趾端足窍阴穴，两手沿胆经的走向摩运，可以起到调理足少阳胆经的作用。从现代医学角度看，"仰呼"可以治疗五官科疾病、胃病、亚健康状态，兼有解酒的功效等。

14. 第十二式　折阴

本式动作选自马王堆导引图第 6 图。图中人像前后错足，单臂上引。图旁题字为"折阴"。古人一般认为人之身体"前为阴，后为阳"，折阴即俯身弯腰之势。本式动作沿用原题名"折阴"。

本式动作通过手臂伸举旋落，有利于肩部不适的预防与调治。身体折叠前俯，则可有效刺激内脏，并有利于脊柱各关节不适的预防与调治。托掌、拢气、上捧、下按的导引呼吸细、匀、深、长，有助于调理气机。起身上捧时，意念从脚趾端大敦穴经膝关节曲泉穴至胸部期门穴，可以起到调理足厥阴肝经的作用。从现代医学角度看，"折阴"可以治疗肠道疾病。

15. 收势

本式动作为本功法习练者结束练功状态的动作。通过三次合抱，向三处主穴进行定向引气，有助于增强体内外气体交换，同时提高身体感知能力。引气归元，静养心神。松掌下按时，通过意守涌泉，起到平和气息的功效。

（三）健身气功·马王堆导引术特点

上海体育学院在创编《健身气功·马王堆导引术》的时候，除了课题组长是学界泰斗，课题组的成员均是国内运动学、养生学等顶尖的学者，体、医结合，坚持创建的功法动作均符合运动人体科学的相关要求及规律，因此该功法属于安全可靠的有氧运动。同时，课题组在该功法创编时坚持"全身运动、内外合一；令和导气、令柔引体；定向疏导、畅通脉络"的理念，既吸收传统功法的精髓又体现时代特色，使新功法具有保健强身、防止疾病的作用。因此，在进行该功法的练习时，要特别注意动作与意念的相互配合，并且着重强调了中医理论中疏通脉络的健身理念。此外，练习马王堆导引术还要特别注意呼吸的节奏，在相关教材中，对于呼吸节奏的要求是动作上起即吸气、下落即呼气，动作张开即吸气、闭合即呼气，这也是所谓的呼吸意念，而且在马王堆导引术的每一式动作里均有对意念和动作相互配合的要求。

1. 循经导引，形意相随

循经导引，就是遵循人体经脉的走向，呼吸自然顺畅，精神内守，意念与肢体动作相配合，进行一定规律的肢体运动，达到身心合一的境界。马王堆导引术最为突出的特征，就是整套功法十二式动作与人体十二条经络相契合，每一节功法动作与一条经络相对应。在练习过程中，习练者要以意念为中心，以动作为主体；以意导形，以形导气；意念循行于每式动作相关之经络所属的脏腑位置、经络与经筋走向，有序地收缩肌肉、驱动关节、延展肢体，从而实现激发人体气机运动、推动气血运行、畅通经络、调和脏腑的作用。如第一式动作"挽弓"，对应手太阴肺经。首先，以振手动作通过胸廓的开合和呼吸吐纳，调节胸中之肺气；接着转体，以挽弓动作在伸臂的过程中，延展手太阴经筋；最后，顶髋、沉肩、抬头，意念引导肺气，从胸中开始沿肺经起点肩内侧中府穴运行，经肘窝尺泽穴，到拇指端少商穴，从而祛除胸闷，改善气喘等身体不适。练习过程中，意念循行于每式动作的经络走向，以意导气，从而实现推动人体气机运行、畅通经络气血之目的。

形意相随，就是在功法习练过程中，意念活动与形体动作相互配合，使意与形合。中医认为，人的精神与躯体是不可分离的，即"形带合一"；二者之间的对立统一关系，一方面表现为"形"是"神"进行一切事物活动的物质基础，为"神"开展各项精神活动提供重要的前提条件；另一方面则说明"神"是依附于"形"发展的，"神"是"形"进行功能活动的重要体现。而"意"作为"神"的一种表现形式，是练功时的思想活动，理应遵循"形神合一"的原则。马王堆导引术强调循经导引，要求练功时思维活动要专注于身体的运动，注重用意念促进气机在经络中运行，使意念与形体活动保持一致，从而实现循经导引之目的。同时，马王堆导引术的动作，包含了五种形态中除按摩类之外的四种形态。无论是仿生、祛病、行气或壮力，所有的导引动作都应该"象形会意"，做到像其所模仿的动物形态或动作外形，体会所要做的动作的内在意涵。因此，形意相随的另外一个含义就是要求练功时要"象其形，会其意"；每一式动作在操作时不但要清楚其外在形态，更要能理解其内在意义，做到神似；最后让动作形与意合，形神俱妙。如在练习鸟伸动作时，好似小鸟落枝头，手随身动而前摆，头随身动而前伸，惟妙惟肖。

2. 旋转屈伸，舒缓圆活

马王堆导引术整套动作功法的许多动作都是通过四肢、躯干的旋转屈伸起到牵拉刺激脏腑的作用。功法中这些腕部旋转同时摩肋的动作，不仅提升了功法的习练效果，也更加彰显了功法的动作特性。如第二式动作"引背"及第七式动作"鸱视"中的"旋腕摩肋"，以及收势动作的"旋腕摩肋"，均是通过旋腕牵拉腕部的肌腱、韧带等结缔组织，刺激末梢神经，带动整个上肢进行旋转运动，刺激手三阴、手三阳经的气血运行，以疏通瘀阻，同时通过摩肋进一步刺激肝经，以达到疏肝理气的功效。

同时，整套功法舒缓圆活，动作舒展大方，节奏柔和缓慢，多旋转屈伸的圆弧线条与动作，活泼而富于变化。动作舒展大方并非不紧凑密集，柔和缓慢也并非都很慢，而是要在舒展大方与紧凑密集之间转换，在转换中利用肌筋膜的弹性，使柔和缓慢的动作瞬间产生自然的快速动作。这样由舒缓大方与紧凑密集之间的动作转换，所产生的柔和缓慢与瞬间快速的韵律变化，是自然而柔和的，慢中有快，快而不急，舒活悠然。健身气功·马王堆导引术动作多旋转屈伸的圆弧线条，圆弧代表的是直线的延展与不断的变动，直线延展与圆弧回转的相互结合使动作富于变化，配合舒展大方与紧凑密集的转换，更使动作活泼而圆融自然。

3. 抻筋拔骨，松紧交替

马王堆导引术整套动作中还多次出现通过指（趾）掌、头尾（臀）或躯干中段夹脊（下背）的引伸，达到抻筋拔骨、牵拉脏腑、刺激经络的功效。如第一式"挽弓",后脚掌碾地、脚跟外旋、双腿抻直着地,双手对称撑拉,以腰为中心,四肢及头颈向外引伸。第四式"龙登",引指、压掌,以牵伸上肢,头上顶,目视前下方,以引伸躯干与下肢;固定头、手、躯干与腿之后,落脚跟,逆向引伸腿、躯干、头及手,至指、掌。这种以梢节或根节引导关节运动的形式,是健身气功·马王堆导引术与其他健身气功的不同之处。

马王堆导引术在编创时,力求在达到健身养生功效的同时,活化并重现功法之独特的古朴、典雅之美,重新赋予功法新的生命力。整套功法动作形态独特优雅,动作节奏舒缓柔和,动作路线圆活流畅,呈现出的动作意境典雅而柔美,既表现了古人"贵柔"的哲学思想,也再现了中国传统文化的精髓与身体艺术的完美融合。如第一式"挽弓"的直膝顶髋仰首,第三式"凫浴"的屈膝摆掌顶髋,第六式"引腹"的顶髋悬臂、旋腕撑掌,这些动作充分展现出楚舞折腰的柔美体态。伸筋拔骨可以更大范围地牵拉人体各部位的肌腱、韧带等结缔组织,配合松紧交替的运动形式,从而达到"引体令柔"的目的。

第二节 相关导引术与马王堆导引的对比

1974 年湖南长沙马王堆 3 号汉墓出土的帛画《导引图》,乃是了解汉代导引发展的极其珍贵的资料。《导引图》中有彩绘的 44 个各种人物做各类导引的形象。每个图像均为一独立的导引术式,图侧并有简单的文字标出名目。这幅《导引图》充分反映了当时导引术式的多样性。从导引的功能方面看,既有用于治病的,也有用于健身的。从肢体运动的形式看,既有立式导引,也有步式和坐式导引;既有徒手的导引,也有使用器物的导引,既有配合呼吸运动的导引,也有纯属肢体运动的导引,此外,还有大量模仿动物姿态的导引。当今体操中的一些基本动作,在《导引图》中大抵也能见到;也可以说这是迄今所发现的最早最完整的古代体操图样。尽管许多学者对《导引图》的研究已经取得了相当的成果,但由于《导引图》图像并不完整,图中题记也残缺不全,这给深入研究和认识《导引图》带来了较大的困难和阻碍。基于此,笔者列举了在导引术的研究中讨论度较高的话题进行阐述，以期通过与马王堆导引的对比，加深对我国独特导引疗法的了解。

一、汉简《引书》中的导引术

1984年，在湖北江陵张家山出土的汉简《引书》，成书于西汉吕后二年（公元前186年），距今（2024年）已有2210年的历史，是现今传统导引术的最早专著。其中"引"是导引之简称，恰如王冰注《素问·血气形志篇》："形苦志乐、病生于筋，治之以熨引"。可见《引书》是专门记述道家导引与养生的著作。

《引书》全书抄写在113支竹简上，第一部分是论述四季养生之道，篇首指出："春产（生）、夏长、秋收、冬藏（藏），此彭祖之道也"，接着依四季之序介绍各季的养生方法，这一部分的基本精神与《黄帝内经·素问·四气调神大论》所载养生、养长、养收、养藏之道相同，即养生必须顺应自然界的运行规律。

第二部分论述了四十一种导引术式的名称和各个式式的动作，其中有两种只有动作而无名称，余下三十九种（原文作"三十七种"，显然错误，故做纠正）。术式的名称和动作完整或基本完整。在导引术式的讲述上，是用具体的动作体式对导引名称做解释。

第三部分详细论述了各种病症的导引对症治疗具体疗法。总共有四十四种疾病，涉及内、外、泌尿、五官、口腔、精神各科。在每一种病症的导引治疗上，部分病症治疗有导引术式名称，部分病症却只有具体的导引动作的叙述而无导引术式名称。导引术式大部分收录于第二部分，少部分术式不收录于第二部分。一些病症需要同时配合几种导引术式综合治疗，此外，也有关于吐纳气法治疗疾病的叙述。

第四部分则为导引保健，本部分介绍了二十四种导引术式名称和功用。除少部分术式外，大多数均见于第二、三部分，在某种程度上可视为对前面部分的总结，不过这些术式都未曾和病症的治疗相对应，而是泛泛指出利于身体某个部位如"腹据以利腰"，可以理解成常做腹据这一术式，有利于腰部的强健，与前面患某种病用某种术式治疗，是有区别的。

第五部分分析疾病的病因病机以及防治疾病的一些方法。本部分分成三个方面来阐述，首先是起居不能与寒暑相适应，故患病，这种情况要多练导引，从而达到寒暑相应的治疗效果；其次是不知"爱气"，也会生病；最后，将人分成贵贱两类，认为两种人的生病的病因和预防治疗方法都不相同。

第六部分关于导引的哲学理论。开篇引用道家代表人物老子的著作《老子》中的一段话来阐述身体保养与天地运行规律之间的关系，随后又结合人的身体阐述"利身之道"和"燥湿寒相应之道"。

《引书》共载导引术 110 种，涉及述式式者 85 种，用于治病者 50 种，涉及内、外、眼、耳、鼻、口腔、精神病等诸多科，述功用者 16 种，足以证明汉初及以前在运用导引治疗疾病等方面已具备相当丰富的经验。纵观全书，既有养生导引理论阐发，又有具体体式动作的描述，确为一部将完整的导引术式解说和导引养生理论相结合的导引专书。

书中所载几十余种导引术式中，肢体动作导引占多数，包括徒手操作、按摩、借助器械、双人合作导引等，其余还有不少吐纳行气、意想导引和闭气闭息导引等方法。从《引书》所载内容看，传统导引术的基本方法皆已具备。后世流传的诸多导引术，包括著名的"五禽戏""六字诀""八段锦"等的具体术式，皆可从中找出其雏形。《引书》是汉代之前医疗导引术的一次总结，为研究汉代之前的导引术提供了珍贵的资料。

汉简《引书》和马王堆帛书《导引图》的年代较为相近，我们可以将两者看作同时流行于汉代的导引专书。两者风格相近，命名原则相同。而《引书》所载导引种类更多，内容也更丰富。除了折阴、熊经、引膝痛、引聋和引颓等 5 种导引名称相同（其中 3 种名同术异）之外，马王堆帛画所载导引数只有《引书》的 2/5 左右，而且帛画中多为单个动作的静态画面，很难呈现导引的动态过程，更难描述呼吸、意念方面的要领，虽有寥寥数字题图名，但难以凭此窥得全貌，难以体现导引术式动作的连贯性，更难以理解该导引术式的目的和意义。《引书》虽有导引术式的详细文字记载，但没有示意图对其进行形象展现，尽管能对古文字进行考释，但因年代久远，加之文化的变迁，很难对其进行完美还原，其中易造成理解偏差。

马王堆汉墓《导引图》刚刚出土时，曾有这样的争论：究竟是一图一式的体式，还是一组连续的动作。《引书》的出土则终结了这一争论：《导引图》是一个功法集锦，不是一种没有意义的操练动作，而是一式针对一种疾病。这样就给了我们一把破解马王堆汉墓帛画的钥匙，也证明了医学治疗是导引学的首要方向。同时，还有助于我们澄清导引与婆罗门教的瑜伽、佛教的禅修道家的仙学等修炼方法的本质区别在于前者的目的是医学，而不是某种宗教信仰。

若将马王堆《导引图》图像与《引书》的丰富文字记载两相结合，便能各自弥补不足，从而能让我们对古代早期导引式式既有从文字获得的理性认识，也有从图像获得的感性认识。《导引图》中题名缺失而不明其义的导引术式，可借《引书》相关导引术式的文字描述来推测《导引图》中缺失之题名、导引目的和能达到的导引效果。同时，《引书》中对导引术式的文字描述，也能借《导引图》图像对导引术式的形象展示，来纠正我们对《引书》所记载文字的理解偏差，最终可以使我们更进一步地理解和考证导引术。

通过对《引书》所载 85 个导引术式的名称和导引术式具体操练的动作进行分类，发现《引书》的保健类导引术式是以仿生动作和具体操练动作的命名为主，少数以身体活动的部位来命名。从导引动作来看，主要以徒手运动为主，且上肢及全身性的徒手运动较多，单纯活动下肢的徒手运动较少。《引书》的疗病类导引术式主要以具体疾病的治疗来命名。从导引动作来看，以上肢和全身性的徒手运动为主，还有少数呼吸运动和辅助运动。呼吸运动包括屏气、呼气和吸气，以呼气为主。辅助运动包括与人协作的运动，用系板、木杖和木鞠的器械运动，以及少数用到冷水和饭的特殊治疗方法。

而马王堆《导引图》所绘人物的导引动作为其操练导引术式的某个静止片段，故各个图像彼此独立，并不连贯。图中人物动作姿态、性别、着装不一，能够反映秦汉时期导引术在民间流行，为各个阶层的人们广泛运用的现实状况。命名方式上，《导引图》导引术式图像的题记命名以仿生和具体疾病的治疗命名为主。人物动作上，《导引图》导引术式基本为立式导引，以上肢和全身性的徒手运动为主，也有少数呼吸运动和器械运动。

　　经过对《导引图》与《引书》导引术式名称和动作的对比，能够从中发现两者有很多共同之处。首先，两者所载导引术式均由疗病类和保健类导引术式构成。从导引术式的命名方式上来说，两者都有以具体操练动作命名、以身体活动部位命名、以仿生动作命名、以具体疾病的治疗命名及以导引效果命名的 5 种命名方式。再从导引术式的动作上来说，两者均分为徒手运动、呼吸运动和辅助运动，并且都是以上肢全身徒手运动为主的导引术式。

　　同时，也能发现《导引图》与《引书》中存在一些相互关联的导引术式。以仿生动作命名的相关导引术式有《导引图》图 40 猨（猿）堸（謔）与《引书》的爰（猿）據（据），图 40 人物动作展现的可能是《引书》爰（猿）據（据）术式操练过程中的某个状态。《导引图》图 27 龙登和《引书》的龙兴，两者可能在仿生"龙"导引术式的操练顺序上为先后关系。以具体疾病治疗命名的相关导引术式有《导引图》和《引书》的引聋，两者治疗耳聋的方法要点均为拉伸手臂。通过对导引术式的动作进行对比，相关导引术式有《导引图》图 1 和《引书》的復鹿，復鹿术式的最终完成动作与图 1 相同，图 1 人物姿态似"藏匿之鹿"。《导引图》图 5 和《引书》的治疗"苦两手少气"，两者均为两肘贴于胸胁的动作。《导引图》图 9 和《引书》参倍，两者均有捧手向前的动作。《导引图》图 10 和《引书》的支落，两者均有一手扶腰，一手高举的动作。《导引图》图 31 鹞（摇）北（背）和《引书》的摇肱，动作均为像击掌一样向前挥动两手臂。《导引图》和《引书》的折阴，《导引图》图 28 儀（俛）厥和《引书》的引背痛，还有《导引图》图 3、图 19 和《引书》的治疗"病肠之始"，两者均有相同的操练动作。综上所述，两者对比共有 11 对相互关联的导引术式。

　　将马王堆汉墓帛画《导引图》和张家山汉简《引书》进行对比后，得出的结论可以总结为以下几点：

　　（1）导引术式的命名方式上，《导引图》和《引书》导引术式均可以分为以具体操练动作命名、以身体活动部位命名、以仿生动作命名、以具体疾病的治疗命名及以导引效果命名的 5 种命名方式，并且均以仿生、具体操练动作和具体疾病治疗的命名为主。

（2）导引术式的动作上，《导引图》和《引书》导引术式均可以分为徒手运动、呼吸运动和辅助运动，且两者以立式导引的徒手运动为主，呼吸运动和辅助运动占比较少。

（3）《导引图》和《引书》中的同名导引术式，有相同的操练动作，如引聋术式，也有不同的操练动作，如引膝痛。

（4）《导引图》和《引书》中的异名导引术式，也有相同的操练动作，如根据《导引图》与《引书》导引术式名称的五类命名特点：以仿生动作命名、以身体活动部位命名、以导引动作命名、以具体疾病的治疗命名和以导引效果（目的）命名，将《导引图》与《引书》命名名称相关的导引术式进一步对比，找出两者异同及其存在的关联。《导引图》图31鹞（摇）北（背）和《引书》的摇肱、《导引图》图28（俛）厥和《引书》的引背痛。

（5）《导引图》题名缺失的导引术式，在《引书》中能找到与《导引图》人物图像动作相符的导引术式，如《导引图》图5和《引书》的治疗"苦两手少气"、《导引图》图9和《引书》参倍、《导引图》图10和《引书》的支落等。

（6）《导引图》人物导引图像展现的动作可能为《引书》导引术式操练过的，如《导引图》图31鹞（摇）北（背）和《引书》的摇肱、《导引图》图28（俛）厥和《引书》的引背痛。

根据上述对比，可以发现《导引图》和《引书》在导引术式的命名和操练动作上极具相关性，由此推断《导引图》与《引书》应为大致同源的导引术式，因在传承和发展的过程中形成了不同的导引流派，从而造成两者中同名的导引术式有多种操练的方法，动作相似的导引术式其命名又有所不同，更有导引术式命名不同且动作相异等各种类型的差异。

从早期导引术的起源、哲学观、疗病特点及现实意义进行探讨，经过对先秦两汉时期导引相关传世文献和出土文献的梳理，我们可以发现，早期导引术应起源于黄河中下游地区，在战国秦汉时期盛行于楚文化圈的中心地带，后来逐渐传播到更广的地区。这一时期导引术的养生和哲学观受老子道家思想的影响极为深远，在《导引图》与《引书》的导引术式特点和《引书》对导引养生理论的记载中，无不体现着古人以"气"为基础的健康观，"天人相应"的自然观和"调和阴阳"的方法论。《引书》开创了导引学"一病一法"的体例，治疗疾病针对性强，仅针对某一疾病采取导引疗法，没有一法多病现象。比如："引膝痛，右膝痛，左手据权，内挥右足，千而已；左膝痛，右手据权，而力挥左足，千而已。左手勾左足趾后引之，十而已；又以左手据权，右手引右足趾，十而已。"这一套导引方法仅是针对膝痛这一种疾病。《导引图》也有这一特点，均为一图一法一病的体例模式，隋朝官方出版的巢元方《诸病源候论》也完全与之相同，从先秦到隋以至于明，导引的方法、要领、术式等内容一脉相承，改动不大，只是在内容上各有侧重。而自明代后则出现一种导引方法运用于多种疾病的现象。

《引书》首次记载多种导引法治疗一种疾病，但仅涉及"引心痛"与"引目痛"两种疾病。以治疗眼病——目痛为例："引目痛，左目痛，右手指摩内脉，左手指抚颤而力引之，三而已；右如左。一曰：两手之指摩两目内脉而上揗之，至项，十而已。一曰：起卧而危坐，摩两手，令指热，以揗两目，十而已。"三种导引法均可以治疗目痛。由于后世对疾病的划分更加精细，导引方法也在不断细化，故一病多法在后世导引中越来越普遍。

《引书》中的八十余种术式以调形为主，部分术式中还辅以器械和他人协助，和"按蹻"之间的界限比较模糊，但意念控制（调神）的术式已经出现。比如"病肠之始也，必前胀。当胀之时，属意小腹而精吹之，百而已"。此乃后世"意守"的来源之一，但这种术式在书中所占比例很低。随着实践经验的积累和时代的变迁，导引注重调神的倾向越来越明显。以巢元方《诸病源候论》为例，其中所载213种导引术式中，不注明用意念的单纯肢体导引占58种，有意念倾向明显的"行气"导引36种，其余为肢体动作配合吐纳、意念等的综合导引法。至明代曹士浙《保生秘要》所载导引法则已是用意念导引者为多，这说明由《引书》所开创的导引学研究在两千年的历史长河中一直在不断发展成果颇丰。

这些早期导引术不仅具有一式对治一病症的针对性特点，而且具有"养治一体"的整体性特色。将早期导引术运用于现代临床，在保养人体健康和防治疾病上具有重要意义，我们应该更加深入研究并推广导引术养生和临床治疗的作用机制，以期发挥导引术在现代临床和日常保健中的独特价值。

二、《养性延命录》中的导引术

两晋南北朝时期的导引，注意动静结合，不拘形式，看重实效，是汉代导引在防治疾病的健身基础上的进一步发展。《黄庭经》、嵇康《养生论》、葛洪《抱朴子》、陶弘景《养性延命录》等经典养生学著作的相继问世，对后世导引气功研究有很大影响。

《养性延命录》是陶弘景"略取要法，删弃繁芜，类聚篇题"后的作品，在南北朝前各位医学家所著养生资料的基础上，将自己的医学知识和养生思想融入该书，目的是"庶补助于有缘，冀凭以济物耳"。该书辑录了上自炎黄、下至魏晋之间的导引养生理论与方法，共分上下两卷、六篇：《教诫篇》《食诫篇》《杂诫忌让害祈善篇》《服气疗病篇》《导引按摩篇》《御女损益篇》。其中，《教诫篇》讲的是养生的理论，总论养生的必要性；《食诫篇》讲饮食的注意事项；《杂诫忌让害祈善篇》讲日常起居的注意事项；《服气疗病篇》讲行气术；《导引按摩篇》讲导引按摩术；《御女损益篇》讲房中术。

两晋南北朝时期，社会动荡，佛、道二教得到很大发展。汉末产生的道教，此时也摆脱原始状态，有了长足发展，着眼于延年益寿的各种导引术式在民间迅速发展起来，三国时期名医华佗模仿熊鸟等动物的活动，编创了一套"五禽戏"作为导引健身法，用于消除疾病，强身健体。"五禽戏"，即虎戏、鹿戏、熊戏、猿戏、鸟戏，比较全面地概括了导引疗法的特点，且简便易行，对后世医疗和保健都起了推进作用。但华佗的五禽戏业已失传，西晋陈寿《三国志·魏书》"吾有一术，名五禽之戏……耳目聪明，齿牙完坚"是现存最早记载五禽戏的文献，然而陈寿书中仅载有五禽戏的来源和习练效果，并未阐述五禽戏的具体练法。东晋葛洪《抱朴子》对五禽戏也有记述，但不确定是否与陈寿所载一致，陶弘景《养性延命录》前段所载与陈寿所言基本一致，而后段则详细记载了五禽戏的练法："虎戏者，四肢距地……缩伸二臂各七也。"填补了其时五禽戏练法的空白，辑录了最早的华佗"五禽戏诀"，模仿虎、熊、鹿、猿、鸟等五种鸟兽活动形态，编制出一套导引程式。现今能见到的诸多五禽戏版本，如《太上老君养生诀》版、《云笈七签》版、明《赤凤髓》版、当代体育总局版等，在一定程度上均受到陶弘景的影响。

陶弘景的五禽戏动作确有"亦以除疾，兼利手足"之功效，"攀物自悬，伸缩身体"对脊柱有保健作用，"翘一足，伸两臂，扬眉用力"对腰腹肌群有锻炼作用。"鹿戏"中的"引项反顾"可锻炼颈部。历代医家多认为，五禽戏与五脏对应，虎戏疏肝、鹿戏补肾、熊戏调脾胃、猿戏养心、鸟戏宽肺。五禽戏强度适中，动作舒展，练习过程中强调形、神、意、行的协调配合，经常练习则经络调和，五脏受益。

六字诀是呼吸吐纳法的一种，通过嘘—呵—呼—呬—吹—嘻的练习，达到调整脏腑气机及养生的目的。陶弘景在《养性延命录》中最早记载六字诀的操作方法："纳气有一，吐气有六……谓吹、呼、唏、呵、嘘、呬……""心脏病者，体有冷热，吹呼二气出之……肝脏病者，眼疼愁忧不乐，呵气出之"。六字诀的锻炼方法一直处于不断完善发展中，《养性延命录》首倡"吹、呼、唏、呵、嘘、呬"之呼吸口型，唐代孙思邈《备急千金要方》提倡"大呼结合细呼"，对六字诀锻炼方法进一步发挥；唐胡愔《黄庭内景五脏六腑补泻图》将原本的"肝呵、心呼、脾唏、肺嘘、肾呬"改为"肝嘘、心呵、脾呼、肺呬、肾吹"，这一改动延续至今，并成为现在通用版本，并增胆"嘻"之法；明代高濂《遵生八笺校注·延年去病笺》："春嘘明目木扶肝，夏至呵心火自闲……其功尤胜保神丹。"将六字诀与四季养生、五行相生结合；明代以后，六字诀开始有了专门的肢体导引动作，《祛病延年六字诀》："肝若嘘时目睁睛，肺知呬气手双擎……三焦客热卧嘻宁。"使六字诀拥有独立的导引法。六字诀发展至今，流传的版本与陶弘景所提的最早版本已经有所不同，从单纯的呼吸吐纳法，逐渐演变成结合五行、四季养生的独特养生之道。六字诀以整体观为基础，以健身为本质，以调心为根本，可用于多种疾病的预防和调养。

师承葛洪的陶弘景推崇道家养生思想，所著《养性延命录》是我国现存第一部养生学专著，也是我国历史上第一个对导引资料进行整理的专辑，《养性延命录》是道教史上对养生术的一次大总结，它反映了道教学者对益寿延年的高度重视。该书虽为辑录性质，但其中不乏陶弘景的养生思想。如在《养性延命录序》中，陶弘景强调："夫禀气含灵，唯人为贵。人所贵者，盖贵于生。生者神之本，形者神之具。神大用则竭，形大劳则毙。若能游心虚静，息虑无为，服元气于子后，时导引于闲室，摄养无亏，兼饵良药，则百年耆寿是常分也。"这一点就比葛洪《抱朴子》有了进一步的认识。

有学者评价陶弘景的《养性延命录》说："如果和《太平经》以及葛洪的《抱朴子》相比的话，它们虽然都有追求不死成仙的终极目标，但陶弘景立足于实验而得到结论，更加强调和看重生命的延长以及生命的健康和质量，着力于总结、探寻实际可行的养生方法，注重养形。因而其《养性延命录》很少提到白日飞升之类的说法，而非常强调人掌握自己生命的自主性，这也是其道术的重要特点。他在《养性延命录》里系统整理并阐述了众多的延命长生之术，提出了以'形神兼修'为主的养生原则，真可谓一语中的，十分精辟。"成书于动荡时期的《养性延命录》，充分吸取《黄帝内经》以来的养生经验，也结合了陶弘景独特的养生实践和理论，使养生理论和体系走向系统和成熟。

三、《诸病源候论》中的导引术

在未见《引书》之前，学术界一直视巢元方所著《诸病源候论》中的"养生方""导引法"为传统导引法之首，巢式《诸病源候论》乃汉简《引书》的传承与发扬之作。

为了呵护自我健康的导引和养生方法已经风行数千年，但是正式作为医疗手段之一且由中央政府权威机关颁布的则是公元在610年之后。此前，《汉书·艺文志·方技略》中曾记载有"医经、经方、神仙、房中"，导引法多被归于神仙之术，《道藏》《藏外道书》和《道藏精华》中对导引都有较多论述，多被蒙上"得道成仙"等神秘色彩。葛洪在《抱朴子·别旨》中对"导引"的活动形态作了进一步的描述："夫导引不在于立名象物，粉绘表形着图，但无名状也。或伸屈，或俯仰，或行卧，或倚立，或踯躅，或徐步，或吟或息，皆导引也。"之后，隋代巢元方的《诸病源候论》对"导引"进行了另一种解释："令此身囊之中满其气，引之者，引此旧身内恶邪伏气，随引而出，故名导引。"导引法虽被道家披上了神秘面纱，但也完好地保存了古导引的原貌，其防病、治病功能也能从当时的文献中得到印证。《诸病源候论》对导引的应用，正是在隋朝儒、释、道三教合一的文化背景下，博采众家之长，将对身心健康有益、能起到防病治病作用的手段纳入医学范畴。

隋大业六年，太医令巢元方发表《诸病源候论》一书，书中记载了71类疾病、1739种证候。此书具有两大特点，其一是专论病因病机，如痰饮、外科疾病、五官科、妇科等，从发病、症状、证候等进行深入系统阐释。进行更详细的剖析可以发现，导引法在以风邪为主要病邪的疾病、虚劳性疾病、脏腑病和耳鼻喉齿等五官科疾病中应用广泛，妇产科、小儿科、外科疾病则较少附或没有附导引法。记载导引法超过10条的病候有风病诸候、虚劳病诸候、腰背病诸候、冷热病诸候、五脏六腑病诸候、腹痛病诸候、霍乱病诸候、目病诸候；其二则是该书未记载方药，治疗辅以相应的导引法，这是该书的一大特色。

书中还记载了隋以前著名的导引养生修炼家如赤松子、宁先生、彭祖、上清真人、王子乔等，这些人的专书多已经亡佚，而《诸病源候论》记述了这些医家专书中与导引法相关的大量原文，为研究古导引法提供了珍贵的资料，对导引法亦起到了承上的作用。

该书对后世启示作用意义同样重大，如书中记载的六字诀、仿生导引法、动静功法，对后世功法编创起到了重要的奠基作用。隋以后至近现代的许多优秀功法中，同样受到《诸病源候论》的影响，在八段锦、二十四节气养生法、保健功中尤为鲜明。如八段锦中的"调理脾胃须单举"与《诸病源候论·卷一》中的"立身，上下直至，一手上拓，仰手如似推物势，一手向下如捺物，极势"，导引保健功中的"叩齿咽津""擦掌浴面"与《诸病源候论》的"叩齿二七过，辄咽气二七过""擦手掌令热，以摩面，从上至下"都有异曲同工之妙。《千金方》《普济方》《遵生八笺》等对《诸病源候论》导引法也进行收录，证实了《诸病源候论》在导引法的发展史上起到了承上启下的作用，如果没有《诸病源候论》对导引法的整理和归纳，诸多古导引法的内容就可能亡佚。作为古代医疗气功的经典，《诸病源候论》继承了从战国到秦汉时期的中国导引术，将古人辨证导引施治经验系统论述，书中内容丰富，形式多样，在对古代导引法进行继承的同时，也为后世导引研究奠定了基础。

《诸病源候论》汇集了隋和隋以前的有关"养生""导引"的内容，它是隋后和现代养生法、导引术的源头和先河，书中论述各种疾病的病因病机及症候变症，是中华医学史上最早也是最完整的一部中医病理学专著。全书共分为五卷，六十七门，二千零三十九论。为张仲景著《伤寒论》《金匮要略》以来最重要的医学著作。此书不同于前人之处在于，全书基本不涉及方药，只在每论末尾写上"其汤、熨、针、石，别有正方，补养宣导，今附于后。"一笔带过。相反，全书记载的"导引法"共有287种，占全书总则的16％。可以说巢元方是集以往数千年医学气功成就之大成者。也是今日"医学气功学"最早的领路人。《诸病源候论》的问世，标志着气功在医学上的应用已进入成熟的阶段。

"辨证施功"是本书的最大特色，全书所介绍的287法，源自隋朝及以前的医学、道学著作，故在保留古导引法原貌的基础上，为医学、史学、道学等不同角度研究导引法提供了珍贵资料。如"汤熨针石，别有正方，补养宣导，今附于后"，是作者对导引法的客观评价，针对该证候可以采用药物、针灸等方法，而本书重点推荐的则是补养宣导的方法，以证候统领导引，将导引纳入中医学范畴，这也是对《素问·异法方宜论篇》同病异治思想的继承和发扬，是辨证导引思想的先河。《素问·异法方宜论篇》记载的药物、针灸、导引均可作为治疗方法，辨证论治作为中医学的基本特点之一，体现在用药上应辨证选方用药，在针灸应用上要辨证选穴施针，在导引方面则可概括为辨证导引。

287条导引法中，绝大多数是根据不同症候选用，将导引和症候相结合，开创了"辨证导引"的先河。五脏六腑诸病候均有不同方法。例如标明"肝病候"条目下的方法是："肝脏病者，愁忧不乐，悲思嗔怒，头眩眼痛，'呵'气出而愈"；"心病候"条目下导引法是："心脏病者，有冷热，若冷'呼'入；若热'吹'气出"；"脾病候"导引法是："脾脏病者，体面上游风习习，痛，身体痒，烦闷疼痛，用'嘻'气出。"；"肺病候"导引法是："肺脏病者，咽喉窒塞，腹满耳聋，用'口四'气出"。"呵""呼""吹""嘻""嘘""口四"用以治五脏病并非始于巢氏，五代梁朝之陶弘景（公元452—531）此前已有记述，但作为"政府颁布之医疗方法"则是巢氏的功劳。

巢氏著作的另一特点是简明扼要。巢氏所介绍的各种方法都较为简单，便于日常实施。例如"风旋"，其养生方只有一个动作："以两手抱右膝，着膺，除风旋。"仅八个字。治"大便不通"："龟行气，伏衣被中，覆口、鼻、头、面，正卧，息息九道，微鼻出气。"寥寥14个字，把调形、调息要领剖明无遗。巢氏之法简明扼要，使得有志传播医学气功者易于效法和借鉴。术式复杂，不见得效果就一定好，相反，术式简明，却一定能开"方便"之门。

《诸病源候论》导引法中，以动作为主的有近60条，如结气候"端坐，伸腰，举左手，仰其掌，却右臂，覆右手，以鼻内气，白极七息。息间，稍顿右手。除两臂背痛、结气"，虚劳体痛候"端坐，伸腰，举右手，仰其掌，却左臂，覆左手。以鼻内气，自极，七息，怠问，稍顿左手。除两臂、背痛"。专门论述呼吸行气的有30余条，如"龟行气，伏衣被中，覆口鼻头面，正卧，不息九通，微鼻出气。治闭塞不通。雁行气，低臂推膝踞，以绳自缚拘左，低头，不息十二通。消食轻身，益精神，恶气不入，去万邪。龙行气，叩头下视，不息十二通。愈风疥、恶疮，热不能入。"专门论述存想的有10余条，如胁痛候"卒左胁痛，念肝为青龙，左目中魂神，将五营兵千乘万骑，从甲寅直符史，入左胁下取病去。"其余多是动作、呼吸、存想的综合运用。

该导引法还体现了三调合一的应用。三调指的是"调身、调息、调心"，这三者对应了人体的形体、呼吸和精神。调身的要求是行正体松，形正，是指导引的姿态要正确。从基本姿势，到举手抬足，都要到位，并形成习惯，在行、立、坐、卧日常生活中也保持正确的姿势。体松指的是各种动作不要用拙力、蛮力，而是刚柔相济。《诸病源候论》中强调调身的词语非常丰富，如"端坐伸腰、正身、正住倚壁"等表示基本姿势，"展两足及趾，上拓，仰手，左右拱两臂，一足踏地，一手向后长舒努之"等描述的是肢体的动作路线，这些都属于调身的内容，调身调息、调心的基础。调息的要求是匀、细、柔、长深，从呼吸而言，在这个基本要求的基础上，又有行气、散气、服气、咽气等不同方法。书中调息的方法非常丰富，如"不息行气、闭气、散气"，具体可参见前述，调息并不是单独进行的，而是和动作相互配合，总原则是动作上升时吸气，动作下降呼气。调息是联系调身和调心的纽带。"调心"又称为存想，即精神意识、思维活动的调节，它是导引"三调"独具特色的一面。《诸病源候论》导引法中的存想法就是对调心的应用，如"存想日月、五脏色、光明"，这些专论存想的条文也要求要有一定的姿势，才有利于存想。专门论述存想的条文只有 10 余条，不过在所有的导引法动作中，都要求"形与神俱"，注意力集中在每一个动作和动作带来的体会上，这样才符合调心的要求。三者是紧密联系，不可分割的。肢体锻炼的调身方法是基本，调息是中间关节，调心是目的。三调合一就是对形神合一整体观念的具体应用，通过三调达到形神合一也是导引法的精髓。此外，《诸病源候论》还论述了选择不同的时间进行锻炼，如"鸡鸣时、夜半"等，这充分运用了顺时养生的思想。在锻炼的注意事项方面也做了要求，如在天气极端变化的时候不适合练习导引法，练习过程中不能过度情绪波动，这都体现了中医学的整体观念。

隋代正处于儒、释、道文化交融的时代，《诸病源候论》作为官修医书，摒弃了学派上的偏见，注重以人为本、从医学本身出发，将不同领域的有益成分与医学结合，充实和丰富了医学手段，如书中有关导引的动作、行气的内容多来自道家经典，也常用到"跏趺、偏跏、眼耳诸根"等佛学词汇。导引法作为中医药特色疗法被引入中医治疗领域，形成了辨证导引理论体系，与中医理论相契合，为养生保健、慢性病防治的辅助治疗和康复提供了理论基础与技术方法，对中医导引法的现代研究发展亦具有重要意义。

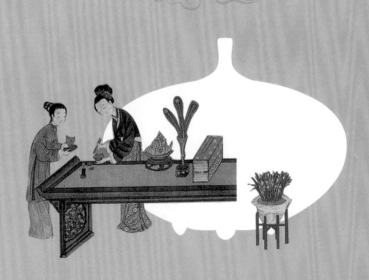

第二篇

学术传承

第三章　马王堆导引的学术内涵

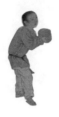

第一节　中医学角度解读马王堆导引养生康复原理

导引术在中国至少已有5000多年的历史。导引的名称古籍中记载不一，如隋代巢元方《诸病源候论·白发候》，引《养生方导引法》："令身囊之中漫其气，引之者，引此旧身内恶邪伏气，随引而出，故名导引。"《黄帝内经·素问》唐代王冰注说："导引谓摇筋骨，动支（肢）节。"宋代曾髓《道枢·太清养生篇》也借崎伯说："导引者，俛（俯）仰屈伸也。"古代对导引的解释其内容包括呼吸运动、肢体运动、按摩和舞蹈。这些运动彼此之间有着密切的联系，所以《庄子·刻意》："吹响呼吸，吐故纳新；熊经鸟申（伸），为寿而已。此导引之士，养形之人，彭祖寿考者之所好也。"马王堆导引术·健身气功是国家体育总局健身气功管理中心组织编创的新功法之一，由上海体育学院承担研究任务。新编功法依据1973年湖南长沙马王堆3号墓出土的《导引图》，以循经导引、行意相随为主要特点，围绕肢体开合提落、旋转屈伸、押筋拔骨进行动作设计，是一套古朴优美、内外兼修的功法，集修身、养性、娱乐、观赏于一体，动作优美，衔接流畅，简单易学，安全可靠，适合各个年龄段人群习练，具有祛病强身、延年益寿的功效。

一、马王堆导引术呈现的阴阳的观念

不同的民族，有不同的哲学，形成不同的思考趋向和思维特征。我国远古初民在观察天象、气候的基础上萌发出阴阳观念，用以直接描绘天象、气候的自然状态。这种原始的阴阳观在先秦道家思维中得到升华总结，把阴阳观念作为一种哲学范畴衍释自然事物和社会现象。《老子》曰："万物负阴而抱阳"（四十二章），就是说人与万物包含着既对立又统一的阴阳两个方面。成书于战国时代的《易传》从哲学高度对阴阳概念加以概括，从人类社会和自然界中抽出阴和阳两个基本范畴，把所有卦象的变化都归结为阴阳二爻的变化，借以说明阴阳之间不断地相互作用、互相转化，宇宙万物乃处于永恒的变动和生生不息之中。因为阴阳有名而无形，又以"气"作为一种具体的对立力量的物质，因此，把"气"视为阴阳运动的载体。《老子》四十二章说"一生二"，就是说最初宇宙由一团混浊元气分为阴阳二气，才确立了天地。"二生三，三生万物"是说阴阳二气交合生出天、人，天、地、人交合才生出天下万物。所以，道家的阴阳观，作为养生文化的自然哲学思想，不失为经典之说。

马王堆 3 号汉墓出土的帛画——《导引图》，从横向看：《导引图》中 44 个人物术式的横向排列，分成 4 排，4 为偶数，属阴；而每排 11 人，奇数，属阳。故而从版面术式的横向 4 排与每排 11 人的总体上看，是相互为阴阳的；从纵向上看：图中人物术式纵向分成 11 行，11 为奇数，属阳，而纵向每行 4 个术式，故又属阴，也是阴阳对应的；如将《导引图》中 44 个术式用自然数列自上而下、自右至左标明位置序号，则横向 4 排中第 1、3 排的每个术式均为奇数，第 2、4 排每个术式均为偶数，即横向排与排每个术之间存在阴阳对应关系；从每个术式上下衔接的纵向空间关系来看，阴阳相间，互相对应。阴阳对应观念在人体的生理作用和病理机制中十分重要。我国最早出现的中医经典《黄帝内经》，成书的年代有几种说法，但最晚的成书年代也在春秋战国时期。《黄帝内经》中说："阴在内，阳之守也；阳在外，阴之守也。""清阳出上窍，浊阴出下窍；清阳发腠理，浊阴走五脏；清阳突四肢，浊阴游六腑。"就是用阴阳关系来解释人体的生理活动、脏腑经络、气血津液的相互关系和运动规律。所以，中医认为"阴阳失调"是人体一切疾病发生的根本原因。故而在行气导引时，阴病择阳，阳病择阴，并依据四时的变化来选择方位就显得十分重要。前面论述的是人物术式数量排列、站位在图谱版面上所反映出的阴阳对应关系。那么每个术式和人体自身也必然以一种相对应的阴阳法则与之相配。或者说，正是由于每个术式和人体自身的阴阳相对的需要，才架构成《导引图》这种构图模式。

二、马王堆导引术与经络学说的同源性与互补性

导引术与经络学说同源于中国古代朴素唯物主义的一个重要概念——"气"，也就是所谓的"气感"。有人认为气感即循经感传，是古人创立经络学说的一个重要依据，循经感传形成的机制与经络实质密切相关。循经感传是一种主观感觉现象，而导引本身就是一种获得循经感传的练功手段，说明经络的发现和古代导引术的发展有着不可分割的联系。明代医学家李时珍说："内景隧道，惟返观者能照察之。"这里的"内景隧道"是指人体经脉循行的动态线，而返观者是指练习导引之人应用返观内照之法，也说明了古代导引术与经络学说是相互补充、相互促进的。导引术中的"气"和经络中运行的"气"不仅名称相同，其运行路线也大致相同。健身气功学说认为，人体的气、血、津液等主要通过经络系统输布全身后，才能发挥其营养脏腑组织器官，抵御外邪和保卫机体的作用，因此经常有目的地进行健身气功的适度锻炼，可以疏通经络、调节脏腑功能，从而达到强健机体、延缓衰老的目的。

1973 年湖南长沙马王堆出土的《导引图》中，不仅有 44 个不同姿态的运动人像，还有后经专家补名的《却谷食气篇》和《阴阳十一脉灸经》。在同一张帛画中既有呼吸吐纳运动的内容，又有经络的走向知识，这充分说明我们的先人已经在用经络学说的理论指导体育锻炼实践。马王堆导引术正是符合传统导引术并结合经络学说健身机制的传统保健体育项目，结合导引图中的动作特点创编而来，将人体经络的气血流注和肢体牵伸相结合，不仅符合导引术的练功方法，也符合传统导引功法的基本理论。

经筋属于经脉的范畴，十二经筋是十二经脉之气结聚于筋肉关系的体

系，是十二经脉外周连属部分。经筋理论是近年来导引功法研究的新领域，"筋"是导引牵伸力量的直接承担者，牵伸运动通过对筋的牵拉，实现"筋缓气通"，进而对生命的整体活动发挥调畅气机的作用。有观点认为，经筋对经脉和气都有着直接的作用，而导引的牵伸运动可使筋朝向有利于经脉气血的方向变化。可见，导引可以通过筋的锻炼，改善经络气血的运行。《素问·痿论》："宗筋主束骨而利机关也。"经筋能约束骨骼，利于关节的屈伸活动。经筋具有约束骨骼、屈伸关节、维持人体正常运动功能的作用。《内经》中从五体上把"筋"与"肉"进行了明确的区分，说明"筋为刚，肉为墙"，经筋对肌肉起主导作用，而肌肉则是经筋的效应器。这也说明了经筋的锻炼可以通过肌肉的伸张和收缩来完成，对于指导功法练习有具体的帮助。马王堆导引术通过功法锻炼牵拉对应经筋所支配的肌肉，刺激经络气血运行，进而对人的生命整体产生影响。经筋是马王堆导引术功法直接的力量承担者，功法从十二经筋的循行通道出发，牵伸循行部所支配的软组织结构，进而刺激全身的筋肉系统，调整整个机体的阴阳平衡、疏导组织内压，促进气血疏通，以达到免疫功能增强、机体自然修复的养生保健目的。

　　经脉是经络学说的重要组成部分，从整体上来讲，马王堆导引术是按照经脉的循行路线，以意领气，每一式练习都要灌输意念于肢体，引动气血，整套功法配合经脉气血运行，调经活络，疏通气血，从而使机体内部的阴阳达到一种平衡。马王堆导引术通过将注意力集中于经脉的某些特定腧穴，循经走穴，不仅能够有效帮助习练者调心入静，而且可以调整整个经络气血的功能活动，以达到强身健体的目的。习练马王堆导引术时要配合意念的控制，起势调息，百会上领，身体保持中正安舒。练习十二式导引术时，意念循着十二经脉的循行流注路线，用心体会周身的微妙变化，收势三环抱气时，向体内抱气，手掌心依次对照胸部（膻中穴）、上腹部（中脘穴）、下腹部（神阙穴），向"三焦"贯气。健身气功·马王堆导引术意念与十二经脉气血流注对应。马王堆导引术的每一式都融合了经脉的气血流注，习练者在做肢体牵伸运动的同时将意念集中于重要腧穴上，循着经脉的运行方向，气随意动，带动周身气血流动，使气血循环顺利，从而达到疏通经络、协调脏腑、健康长寿的目的。马王堆导引术十二式动作分别对应十二经脉，根据气血在十二经脉的运行规律进行练习，其中每一式动作又根据经脉中的穴位以意念引导气而运行。通过心神引导体内之气，配合躯体动作的运行，可以促进血液在经脉中循环运行，能够达到调节五脏六腑气机、疏通周身气血的功效。例如，第一式挽弓式，遵循的经络是手太阴肺经，而手太阴肺经气盛有余，则容易引起腰酸背痛、虚汗淋漓、手脚冰凉、频繁小便等问题，而2型糖尿病患者的特征之一便是频繁小便，所以经常练习这一式的内容，即可减轻患者症状。第二式引背式，遵循的经络是手阳明大肠经，针对这个经络容易引起的病症有口干舌燥、咽喉肿痛、流清涕等，练习后可减轻眼睛干涩以及由此引起的其他并发症状。第三式凫浴式，遵循的经络是足阳明胃经，能够有效改善消化系统疾病、神经系统等方面问题，针对2型糖尿病患者引起的并发症腹胀、便秘的问题能够起到积极的改善作用。

三、马王堆导引术蕴含的中医养生原理

中国传统医学认为，"气行则血行，气滞则血瘀"，马王堆导引术中又以"导气令和"作为主要内容，呼吸方式采用细、匀、深、长4种腹式呼吸，调匀气体后跟随着动作的旋转屈伸，延展动作能够调节人体内循环气血的运行，促进血液循环，从而达到强身健体功效。例如，第四式龙登式，遵循的经络是足太阴脾经，从中医学角度来看，脾脏为后天之本，运化水谷精微，可以维持和促进消化功能，将食物中汲取的营养转化为身体所需的气血，这一式通过动作的走向能够牵拉足太阴脾经，调节气血。第九式雁飞式，随着身体左右倾斜展臂，头部随着动作的拧转向下，能够促进全身气血运行，有平气血、宁心神的功效。

马王堆导引术属于导引养生功中的一种，以古代医学中脏腑学说为主要依据，从而使功法内容与功效更加具有实践意义。脏腑学说认为，人体五脏六腑之间存在相生、相克、相乘、相侮的关系。五行阴阳学说把五脏六腑的顺序排列为：肾精养肝、肝血济心、心火温脾、脾升于肺、肺气助肾等。在马王堆导引术中，第二式引背式，便是通过抻背、弓背、牵拉等动作练习，对两肋充分牵拉，刺激肝胆，对肝胆部位起到调理与养护的作用。第六式引腹式，伴随着髋关节和手臂的左右扭动，同样可以刺激到脏

腑部位，有效改善消化不良、肠胃不适等问题。

马王堆导引术作为传统养生功法，对于身体的益处被广泛认可。2021年10月25日，国家体育总局正式发布《"十四五"体育发展规划》明确提出，应倡导主动健康意识，推动健康关口前移，建立集科学健身、运动营养、伤病防护、心理调适于一体的运动促进健康新模式。马王堆导引术作为集科学健身、伤病防治于一体的传统保健类项目，通过对人体经络的联系使其有效达到预防疾病、养生保健、治疗疾病等功效。尤其是在当下生活节奏快、压力大、时间少的大环境下，大多数中青年、青少年身体体质大不如前，练习马王堆导引术不仅能使久坐、长期高负荷、长期伏案等不良生活习惯导致的亚健康状态得到提前预防，同时能帮助人们改善机体环境，调节平衡，加快血液循环，促进新陈代谢。马王堆导引术作为健身气功之一，其虽相比八段锦、易筋经等功法发展起源较晚，但通过长期练习，能帮助习练者疏肝、理气、宁心、安神，对养生保健及恢复身心健康具有十分重要的作用。

马王堆导引术作为有效锻炼方式之一，在练习中通过一呼一吸与身体动作相结合，能够有效帮助缓解在现代高压力环境下，人体中枢神经的紧张度，同时也能相应改善焦虑、烦闷的情绪。随着生活节奏的加快和人才竞争压力增大，大多工作人群都面临着升职、业绩压力，并处于高负荷、时间不够用的工作环境，这种工作方式不仅影响此类人群身体免疫功能，长期处于此种环境还会对心理造成一定程度的消极影响。而马王堆导引术是一套不受年龄层次、时间、场地约束的导引养身功法，是长期身处繁忙工作环境中的从业者在生活中最便捷、最高效的锻炼方式之一。在功法的习练中静心、养心、修心，有利于帮助缓和紧张的心态，改善嘈杂心境；此外，与腹式呼吸方式相配合，帮助去除烦闷，使身心得以完全放松，从而达到内心深处的动静平衡。身心结合锻炼是康养价值的最大限度发挥，功法练习中悠扬的伴奏音乐在健身康养中同样对调节心智起着不可忽视的作用。马王堆导引术在练习过程中伴随着轻柔、舒缓的音乐，音乐大多选用民族乐器进行伴奏编曲，不仅能达到康养保健功效，同时能培养锻炼者对于民族音乐的艺术感知能力，培养高雅的生活情趣，为优秀民族艺术文化与传统体育文化交融发展提供新方向。

四、马王堆导引术与中医五脏的联系

马王堆导引术与中医学同根同源，以中医理论为基础，通过肢体的"外导"和呼吸意念的"内引"，有效调理脏腑气机、改善脏腑功能。此外，五禽戏中的虎、鹿、熊、猿、鸟五个部分，就分别针对肝、肾、脾、心、肺五个脏腑系统进行调理；八段锦、六字诀各个动作的养护功效也都有其侧重的脏腑。我们首先要明晰马王堆导引术式的动作原理、健身功效，然后就可以在身体出现相对单纯的病变时，有选择性地通过相应动作的锻炼，固护脏腑，既病防变，防患于未然，促进康复。

马王堆导引术习练之时，对脾胃功能有良好的调节作用，练习时通过提胸收腹，充分伸展；含胸松腹，充分挤压，通过一松一紧、一展一压的动作，按摩中焦脏腑（即脾胃），再加上以丹田之气由内而外带动整个身体摇转的意念，能够有效促进胃肠蠕动，加强脾胃消磨水谷、运化津液的功能，同时对腹胀纳呆、食欲不振、便秘等症状亦有良好的改善作用。

马王堆导引术习练之时，也能有效改善肾及膀胱等泌尿系统功能。第一，中医理论认为，"腰为肾之府"，腰部的适当运动可以起到养肾固精的作用。习练中可身体后坐，脊柱前屈，含胸拱背、收腹敛臀，此时肚脐后顶、命门突出，尾闾、肛门内收上翘，与动作运行过程中的松弛状态相结合，使腰部在前后方向上得到了锻炼，腰部肌群的力量得以增强，可起到壮腰健肾之效。同时可刺激背部后正中线的督脉以及两边的足太阳膀胱经形成牵拉刺激，膀胱与肾相表里，该动作可疏通督脉，振奋一身之阳气，调理膀胱经气，养护肾系统。

马王堆导引术习练之时，亦具有改善血液循环、益智怡情的功效。习练时从上下左右方向挤压与舒展胸腔，胸腔压缩与舒展的紧松交替，对上焦心肺起到了按摩的作用，使心搏有力、百脉通利，促进血液由心脏向全身输布以及从外周回流至心脏。另一方面，中医认为，心主神明，统帅全身各部分的生理活动以及人的思维、意识、精神、情志，从现代医学的观点来看，心主神明其实包含了大脑的功能。练习导引术时颈部肌肉的一紧一松的交替运动则造成了对分布于颈部血管的挤压与放松，从而促使脉管通利，增强血管弹性，其中左右颈内动脉和椎动脉由颈部上行进入颅腔，因此，对颈部血管的摩运有效加强了大脑的血供，改善人的神志活动，达到养护心神之效。

马王堆导引术习练之时，仍具有养护肺系、宣肺理气的作用。练习导引术时可使得胸腔充分扩展，使自然清气布满胸腔，然后呼出体内浊气，胸腔缩小，通过肢体的开合、松紧交替，增大了胸腔活动的幅度，加深了呼吸吐纳的深度，从现代医学的角度看，减小了呼吸过程中无效腔的体积，增加了血氧交换的空间和时间，使肺换气更加充分。同时，肢体的升降开合动作带动了胸腔的大幅度活动，胸腔的扩展和收缩也对由中焦上行至上焦肺系的手太阴肺经产生牵拉刺激的作用，从而宽胸理气，增强肺系功能。

马王堆导引术习练之时，还具有疏肝明目的作用。中医理论认为，肝为刚脏，喜条达升发，主疏泄藏血，在体合筋，其华在爪，开窍于目。通过外导与内引，对肝起到养护之效。马王堆导引术习练之时，动作幅度大小交替，使身体充分前后伸展，改善脊柱的柔韧性和伸展度，使得全身气机畅达，祛瘀通络，气血畅行，顺应了肝喜条达升发之性，有疏肝解郁之效，其次，导引术习练之时，全神贯注、目光凝聚，根据"肝开窍于目"的理论，导引锻炼对于调节肝经气血、养肝明目有着积极的意义。

五、马王堆导引术与"四季养生——五脏主时"的联系

"天人相应"之中国传统文化的精髓，人类作为宇宙万物之一，与天地万物有共同的生成本原，一切生命活动都与自然环境息息相关，是一个密不可分的有机统一体。人类必须依赖天地万物的供养才能生存生长，而自然界的阴阳之气、四时物候又无时无刻不影响着人类的健康。因此，人作为自然界的一部分，应该顺应大自然的法则，采取适宜的调摄方法，让自己生命的节律与自然界的阴阳变化规律协调一致，则能形与神俱，正气充盛，邪不可侵，收获健康与长寿。诞生于20世纪中叶的时间医学，就是在自然界对人体生命活动影响的基础上建立发展起来的一门新兴生命科学，认为人类的生命活动呈现时间节律性，具有周期和振幅等生物节律特征。该理念与中国传统医学的"因时制宜""顺时养生"可谓有着异曲同工之妙。

在以马王堆导引术为代表的导引术的发展进程中，"天人相应""顺应自然"亦是亘古不变的法则。"顺时养生"则为导引术的养生实践提供了宝贵的指导理念和广阔的发展天地，人们应该顺应自然界的时间变化，根据一年之四季自然之气的消长，以及人体脏腑、经络、气血的盛衰的规律和特点，来选择相应的术式进行锻炼，调节人体功能，从而达到养生保健、延年益寿的目的。

自然界的阴阳二气不断地消长运动，产生了一年的二十四个节气以及春、夏、秋、冬四个季节，在春温、夏热、秋凉、冬寒的气候规律影响之下，包括人在内的世间万物也相应地出现春生、夏长、秋收、冬藏的变化。因此，《黄帝内经》提出人要想健康长寿，就应该明晰自然之道，遵循四季自然变化规律，合理调摄，维护健康。

顺应四时，并非对季节更替的被动性适应，而是人们在了解四季当中自然界和人体的变化规律的前提下，主动性地采取积极的措施，对身体进行调节养护，使之与自然之气协调同步，与天地万物和谐共演，达到"天人相应""天人合一"的理想境界。马王堆导引术正是人们对自身身体进行调理和养护的重要手段。而"五脏主时"理论则是沟通马王堆导引术与四季养生的一座桥梁，人们可以在不同的季节，根据自然界的特征以及与该季相通应的脏腑系统特性，选择适宜的动作进行锻炼，利用这一脏腑系统在这一季节气血旺盛的时机，合理调节脏腑气机，借自然之气养自身之体，因势利导，达到最佳的健身养生效果。

《黄帝内经·素问·四气调神大论》中论述了春三月的自然特征和养生原则。从立春到立夏前一日即为春三月，历经立春、雨水、惊蛰、春分、清明、谷雨六个节气，是推陈出新、万物萌发的季节，天气回暖，阳气生发，万物复苏，一片欣欣向荣的景象。人们应该晚些睡觉，早些起床，在庭院中悠闲漫步，散开头发披在背后，解开衣带，舒展形体，调摄精神情志，犹如保护万物生机，不可滥行杀伐，要多施予，少敛夺，多奖励，少惩罚，向大自然施以爱心。这就是顺应保养春生之气的规律。如果违背了这个规律，春季失于调养，就会损伤肝脏系统，导致夏天产生寒性病变。故养生应顺应春季阳气生发、万物萌生的特点，以"生"为主旨。经过寒冷的冬季，人体各功能都有不同程度的下降。春暖花开的季节正是人们舒展身体、加强锻炼的好时机。马王堆导引术锻炼能够激发人体阳气，加强气血流通，加速新陈代谢。根据"五脏主时"理论，肝主春气，喜条达，恶抑郁。故可在通过导引术练习，全面调理人气脏腑经络气血的基础上，选择有疏肝理气、强筋养血功能的术式进行重点锻炼，借春阳生发之势加强对自身身体的养护。在春季马王堆导引术锻炼中，人们应该注意尽量选择以活动肢体为主的动功，而不宜练习静功，以免造成气机郁结，经络不畅，脏腑功能受阻，妨碍春阳之气的生发。

从立夏到立秋前一日为夏三月，历经立夏、小满、芒种、夏至、小暑、大暑六个节气，是草木秀美、茂盛繁衍的季节，天地阴阳之气交合，万物繁茂充实。根据《内经》的论述，人们应该晚些睡觉，早些起床，不要嫌白天太长，精神要饱满愉快，不要发怒，以适应夏气成其秀美，使气机宣通，泄除暑气，对外界事物有浓厚的兴趣。这就是顺应保养夏长之气的规律。如果违背了这个规律，夏季失于调养，就会损伤心脏系统，导致秋天罹患疟疾，冬季再次发病。故养生应顺应夏季阳气旺盛、万物蓄秀的特点，以"长"为主旨。在夏季，自然界的阳气达到了一年中的顶峰，人们大可顺应夏阳旺盛之势进行体育锻炼。但由于夏季气温高、空气湿度大，人体腠理疏松，毛孔开泄，容易出汗，若出汗太多，则易伤阴。马王堆导引术以动作轻柔、节奏舒缓为主要特征，运动量适中，一般不会造成大汗淋漓、损伤心阴的情况，因而在夏季，尤其适宜练习。根据"五脏主时"理论，心旺于夏，同气相求，阳气最盛，心火易于上炎。故可通过导引术练习，全面调理人气脏腑经络气血的基础上，选择有养心祛火、行血怡情功能的术式进行重点锻炼，在自然界阳气达到顶峰的夏季保护身体，宁心安神。在"五脏主时"理论中，脾通于土气，旺于长夏（即从夏至开始到处暑之间的四十五天），养护应以"化"为主旨。可选择具有健脾和胃、祛湿化痰功效的术式进行锻炼。在夏季锻炼中，尽管导引术运动强度适中，但人们仍应该注意防暑降温，尽量选择在一天之中相对凉爽的清晨和傍晚进行锻炼，避免发生中暑。

从立秋到立冬前一日为秋三月，历经立秋、处暑、白露、秋分、寒露、霜降六个节气，是万物成熟、收容平藏的季节，风清劲急，万物萧条，山川清肃景静。《内经》认为人们应该早睡早起，和鸡一样，天黑睡觉，天亮起床，使神志安宁平静，以避秋季肃杀之气，不使心志外驰，让肺气保持清净。这就是顺应保养秋收之气的规律。如果违背了这个规律，就会损伤肺脏系统，导致冬天罹患完谷不化的泄泻。故养生应顺应秋季阳消阴长、肃杀收敛的特点，以"收"为主旨。金秋时节，气温由热转凉，凉爽宜人的天气非常适合各种体育锻炼，而且运动强度可在夏季的水平上适当加大。根据"五脏主时"理论，肺主秋气，喜润恶燥，与秋季肃杀收敛之气相应，气机宜降。故可在通过马王堆导引术练习，全面调理人气脏腑经络气血的基础上，选择有养护肺系、宣肺理气功能的术式进行重点锻炼，顺应秋气收敛之势，加强对自身身体的养护。在秋季锻炼中，尽管天气转凉，但仍不应急于添加衣物，以免锻炼时身热汗出，伤阴耗气，而应该在避免受凉感冒的前提下，有意识地少加衣物，让皮肤有"微寒"之感，顺应秋季收敛精气之势，增强机体耐寒能力，即民谚所说之"春捂秋冻"。

从立冬到立春前一日即为冬三月，历经立冬、小雪、大雪、冬至、小寒、大寒六个节气，是阳气内伏、万物潜藏的季节，河水结冰，地面冻裂，根据《内经》理论，人们应使神志内藏，安静自若，如有隐私不能外泄，如获心爱之物而心中窃喜，要注意防寒保暖，不要让皮肤汗孔开泄出汗，损伤闭藏于体内的阳气。这就是顺应保养冬藏之气的规律。如果违背了这个规律，就会损伤肾脏系统，导致春天罹患痿证和厥证。故养生应顺应春季阳气内蓄、万物闭藏的特点，以"藏"为主旨。冬令时节，天气寒冷，人体的各项功能也相对减弱，但仍应该坚持进行适当的体育锻炼。同时，冬季的养生运动不宜过于剧烈，以致伤津耗气，扰动闭藏于体内的阳气。而柔和缓慢的马王堆导引术无疑是冬季健身锻炼的极佳选择。根据"五脏主时"理论，肾主冬气，以腰为府，为封藏之本，与冬季同气相求，协调统一。故可在通过导引术练习，全面调理人气脏腑经络气血的基础上，选择有壮腰强肾、纳气固精功能的术式且相对柔和的体式进行重点锻炼，顺应冬气闭藏之势，养护身心。在冬季锻炼中，应尽量注意防寒保暖，预防冻伤及风寒感冒，锻炼地点以室内为宜，以避免寒冷天气的影响。另外，在进行导引术锻炼之前可适当热身，以调动脏腑功能，活利关节，降低肌肉黏滞性，避免运动损伤。

在"五脏主时"理论的指导下，马王堆导引术依据对脏腑调理的偏重被分别归入肝、心、脾、肺、肾五个系统，并与四季对应沟通起来，按照"春夏养阳，秋冬养阴"的原则，顺应自然万物春生、夏长、秋收、冬藏的规律，春季疏肝达郁、夏季养心健脾、秋季养肺敛金、冬季藏精固肾，通过肢体的外导和呼吸意念的内引，疏通经气，调节脏腑功能，用锻炼的手段积极调养身体，使身体功能与自然四季之气协调同步，与天地万物和谐共演，因势利导，强身祛病，益寿延年。

第二节　现代医学角度阐释马王堆导引的保健作用

马王堆导引术作为中国传统中医疗法之一，不仅具有形态美，更具有与自然相融的和谐美，融阴阳、五行、藏象、经络学说为一体，可以强身祛病、延年益寿。导引术的思想内核是"聚精、养气、存神"，三者相互依存、相互滋生、相互补充。不论是在国内还是国际，马王堆导引术的思想理论、思想内涵均得到广泛认可与传播，越来越多的学者通过现代科学研究对导引术神奇的身心保健作用进行了阐释。

一、马王堆导引术对人体生理健康的调节

（一）改善内分泌，促进代谢

马王堆导引术对人体内分泌系统的调节主要体现在对血糖的控制和改善。多项研究表明，2 型糖尿病患者长期、规律练习导引术可以有效改善其糖、脂代谢，降低血糖、血脂水平。糖尿病提倡综合治疗方式，运动治疗是其中一大基本治疗原则，是糖尿病治疗"五驾马车"之一。马王堆导引术强度适中，持续练习可以促进机体新陈代谢，增加肌肉组织对葡萄糖的摄取和利用率，改善机体糖耐量和胰岛素敏感性，促使糖化血红蛋白分解，起到降低糖化血红蛋白和空腹血糖的作用。同时健身气功的练习讲究"神形合一"，专注的意念活动可以促进糖的分解与消耗，起到降低血糖的作用。

（二）改善心功能，调节血液循环

研究证实，健身气功练习可使人安静时心率变慢，降低心脏在安静状

态下的能量消耗，能促进人体的血液循环，增强心肌收缩力，心脏后负荷得到改善，增大心脏每搏输出量，进而增强心脏泵血能力。研究表明健身气功马王堆导引术锻炼能改善人体心脏功能。总外周阻力是反映血管阻力状况的指标，即心脏推动血液循环克服的总阻力。这可能与练功组中老年女性通过马王堆导引术锻炼后血管内皮舒张因子的能力增强有关。研究认为，血管内皮舒张因子能使血管舒张，特别是骨骼肌的血管舒张，导致外周阻力降低。表明健身气功马王堆导引术锻炼能改善血管舒张功能，从而减少心血管疾病的患病风险。另外健身气功马王堆导引术锻炼可以起到降低血压的作用。有实验结果发现马王堆导引术可提高中老年女性血清高密度脂蛋白水平，降低血清甘油三酯、总胆固醇水平。其作用机制可能为通过提高脂质和脂蛋白代谢关键酶的活性，降低血浆中甘油三酯、总胆固醇水平，促进甘油三酯的转运和降解，进而增加血液中总胆固醇的清除能力，提高脂肪的利用率。并且可能通过增加总胆固醇逆向转运能力，引起血液中高密度脂蛋白水平升高和低密度脂蛋白水平降低，有利于将血管壁上沉积的甘油三酯向肝脏中转运和降解，从而促进机体血脂代谢的改善，预防动脉硬化和高血脂等心脑血管疾病的发生。

机体存在有氧化系统和抗氧化系统。自由基是人体内的主要氧化系统，具有非偶电子的原子，拥有高度的反应活性，可产生一系列的氧化反应。在人体正常的生物代谢过程中，产生的自由基会被细胞内的抗氧化系统（包括 SOD、GSH-Px 等）所清除，所以机体本身具有平衡自由基的能力。人体衰老与 SOD 活性有密切关系。SOD 是抗氧化系统的主要活性成分，其活力的高低反映机体清除氧自由基的能力。研究表明长期马王堆导引术练习可以清除 O^{2-} 对机体造成的损害，进而达到延缓衰老的作用。GSH-Px 可特异性催化 GSH 对 H_2O_2 的还原反应，阻断脂质过氧化连锁反应。GSH-Px 是抗氧化系统的主要活性成分，其活力的高低反映机体清除氧自由基的能力。研究结果表明长期练习马王堆导引术有利于机体清除自由基的产生，阻断脂质过氧化反应。MDA 是过氧化血脂的主要降解产物，其含量的高低可以间接反映自由基损害机体细胞的程度，反映机体血脂过氧化程度。研究结果表明长期练习马王堆导引术可以使中老年女性血脂过氧化水平下降，减轻细胞膜的损害程度，有助于延缓衰老的过程。

（三）增强骨骼和肌肉力量，提高平衡能力

健身气功动作舒缓柔和，平衡协调，能起到抻筋拔骨、伸展肢体的效果。研究表明，导引术锻炼可以有效改善肩颈部疼痛、不适症状，增强颈椎活动度和颈部肌肉力量，降低颈椎功能障碍水平。对于老年人来说，长期练习导引术可以增强腰椎骨密度，维持甚至提高膝关节稳定性，增强老年衰弱患者的活动能力，增加老年人的身体协调性，提高平衡能力。此外，导引术锻炼还可以帮助伸展腰腹肌群，提高腰腹肌功能，改善腰痛。两臂上举，缓慢用力抻拉，有利于颈部气血运行，拉伸颈肩部的肌肉、韧带等，提高颈肩关节的灵活性；双膝下蹲，成骑马步，以脊为轴，旋肩旋腰，对发展颈背部肌肉力量有良好的作用，有利于颈肩综合征的预防和康复；增加腰腹肌练习，可能是腰椎骨密度有显著变化的主因。长期的锻炼能够伸展习练者挛缩的腰背部肌群，其中手握抓紧旋转的动作可以充分锻炼手部肌力，马步站立的姿势可以增强下肢肌力，坚持练习有疏通经络、强筋健骨、增强体质之效。因此，导引术还能够有效提高乳腺癌根治术后患者肩关节活动度，改善其上肢功能；增加老年糖尿病患者下肢肌肉力量，预防步态中局部负荷过大引起的足损伤，降低足溃疡患病风险。导引术还能改善亚健康态颈椎疲劳，对久坐人群的身体素质、功能和形态均有积极影响，能有效提高骨骼肌减少症患者的柔韧度，增强骨骼肌功能，改善老年人的平衡能力；可提高与骨代谢相关性激素指标雌二醇、睾酮水平，维持骨密度，改善老年人骨质疏松的情况。

女性尿失禁是一个在全球范围内日益受到重视的社会卫生问题。文献报道其发病率在12％～55％之间，其中1/3～1/2是压力性尿失禁。国际尿控协会将压力性尿失禁定义为喷嚏、咳嗽、大笑或运动等腹压增高时出现不自主的尿液自尿道口漏出的现象。目前认为压力性尿失禁的发病机制主要是由于膀胱颈、尿道过度活动导致的解剖障碍和尿道固有括约肌功能障碍引起的。相关研究表明，该类患者可通过习练马王堆导引术，加强盆底肌、腰背肌、腹肌，改善腰、盆部生物力学结构，促进肌肉的有效舒缩，平衡肌力，达到缓解尿失禁的作用。

马王堆导引术预备式可初步激活盆底肌及腰部肌肉，收缩盆底肌尤其是肛提肌，轻度收缩腹部肌肉，产生相对作用，使患者机体逐渐适应这种

状态，对压力性尿失禁产生调控作用。龙登式动作可对压力性尿失禁的康复产生作用。身体前倾、屈膝下蹲可缓慢增加腹压，训练尿道外括约肌的控尿能力。伸展躯干及双臂可拉伸腹部肌肉，提拉骨盆，通过躯干及肢体的屈伸来增强骨盆的稳定性，改善盆底肌群功能状态；拉伸竖脊肌，提升核心肌群稳定性，改变骨盆姿态，改善骨盆前倾。有研究显示，骶髂关节韧带与骶髂关节的稳定性有明显关系，龙登式通过拉伸骶髂关节韧带、腰背筋膜改善脊椎形态，增加脊椎与骶髂关节的稳定性。鸥视的练习锻炼患者的盆底肌、腿部及腰部肌肉，在下蹲的同时，会产生缩肛运动，与凯格尔运动效果相似，而达到治疗尿失禁的作用。研究表明，患者经过一段时间的盆底肌功能康复，患者的排尿状况、盆底肌肌肉收缩力均逐渐改善，表明盆底肌功能训练能有效改善盆底功能，进而促进压力性尿失禁的缓解。尿道外括约肌的主要作用是调控尿道开闭。研究表明，通过锻炼尿道外括约肌，患者的残余尿量，间歇导尿次数和最大尿道压均有改善，通过牵张尿道外括约肌，有助于降低其兴奋性，减少残尿量，改善排尿功能。马王堆导引术中鸥视动作能有效地锻炼盆底肌与尿道外括约肌，从而缓解患者的尿失禁状态，改善排尿状况。膀胱是由平滑肌组成的囊形结构，受脊髓和大脑的调控，神经受损出现的尿失禁是神经原性膀胱的一种常见类型。马王堆导引术注重对肢体外在姿势的调整和呼吸节律的控制。长期的运动训练可以使中枢神经系统兴奋性降低，身体功能得到改善，缓解尿失禁症状。另外，马王堆导引术具有"松紧结合，动静相兼"的特点，能在锻炼肌肉的同时对中枢神经系统以及内脏器官进行放松，促进组织血液循环并改善代谢过程，牵拉人体各部分的肌肉韧带，综合提高患者身体素质，有利于其心理健康水平的改善。引腰通过身体的前俯、后仰充分活动脊柱，有研究者在对腰脊柱生物力学进行阐述时提到，腰背筋膜可对抗强大的剪切力，对增强脊柱与骶髂关节的稳定性有重要作用。腰椎的生理结构前凸，对于其负重及维持稳定具有重要作用，椎间盘的存在，可以缓冲腰椎的受力，分散腰椎负荷，保护椎体。有研究发现，在不同的运动情况下，腰椎生理节段的应力集中部位有差异。就此而言，在马王堆导引术的实施过程中，不应仅仅注重肌肉的锻炼，动作幅度也应得到重视。引腰通过身体前俯、后仰的动作充分活动、锻炼背腰肌，骨盆的扭转锻炼盆底肌，综合来看，身体盆部及周围肌肉充分活动，使压力性尿失禁患者的主要薄弱肌加强，提高盆底肌群储尿控尿能力，改善尿失禁症状。

（四）改善呼吸，增强肺功能

长期规律练习导引术可以有效改善患有慢性阻塞性肺病、肺结核等肺部疾病患者的肺功能和血气指标，增强其活动耐力，减轻呼吸困难症状，促进康复，还能提高肺活量，改善肺部通气情况。上肢运动能够有效锻炼呼吸肌，提高肺通气功能；锻炼时身心放松，有利于改善呼吸困难症状。锻炼时深而慢的呼吸方式可以使膈肌收缩和舒张能力提高，肺活量增大，同时配合四肢的运动，充分开合胸廓，能有效增强呼吸肌肌力，改善呼吸功能，对肺功能疾病有很好的防治效果。除此之外，研究显示导引术也可以使中老年男性肺泡弹性得到增强，呼吸功能得到提高。

（五）增强体质，提高免疫力

免疫功能下降是机体正常衰老过程中的必经阶段，中老年人常见病都与免疫系统调节能力下降有关。运动可以提高机体免疫力，改善体质健康。健身气功马王堆导引术以循经导引、形意相随为主要特点，围绕肢体开合提落、旋转屈伸、伸筋拔骨进行动作设计，是一套古朴优美、内外兼修的功法。T 淋巴细胞是机体免疫细胞中数量最多、作用最重要的功能细胞，它分泌各种介质并作用于其他淋巴细胞或巨噬细胞，行使信息传递、识别、效应等功能，是机体免疫反应的重要调节细胞。NK 细胞是淋巴细胞中的一种特殊亚群，它不需抗原刺激，不需识别羟甲基胞嘧啶分子，可识别某些肿瘤细胞、感染了病毒后的细胞和某些微生物，通过分泌细胞因子调节免疫应答和造血功能，被认为是机体抗肿瘤及慢性感染的第一道防线。NKT 细胞则属于新发现的一类淋巴细胞，体内有少许 T 细胞表面能表达 NK 细胞的特有标志。NKT 参与体内免疫调节，能维持免疫稳定，防止自身免疫性疾病的发生，NKT 在固有免疫和适应性免疫应答间起桥梁作用。NKT 既可表现为正相免疫应答，如免疫防御和免疫监视，也可表现为负相免疫应答，如免疫自稳和免疫耐受。现有研究发现，长时间练习马王堆导引术可使 CD4+/CD8+ 比值明显升高，可以提高老年人血液中 NK 细胞数量，可以增强 NKT 传导的免疫功能。以上研究均提示马王堆导引术锻炼在一定程度上对人体免疫功能产生明显的调节作用，能提高机体的免疫功能。

健身气功是以自身形体活动、呼吸吐纳、心理调节相结合为主要运动形式的民族传统体育项目，强调"三调合一"，通过调身、调息、调心锻炼，调顺机体功能状态。健身气功马王堆导引术的"调身"是指对形体的调整，以牵伸十二经筋为原则，将身体保持在最适生理状态。动作以旋转屈伸、抻筋拔骨为主要特点，配合松紧交替的运动形式，来实现"引体令柔"的作用，也就是通过各种牵拉肢体关节的运动达到使身体柔顺的目的。而且健身气功马王堆导引术是以脊柱为纽带，带动上下肢、躯干进行前俯、后仰、侧屈、扭转、折叠、开合、缩放、提落等全方位运动，使全身肌肉、筋脉受到牵张拉动。旋转屈伸、抻筋拔骨的动作和松紧交替的运动形式改变了机体安静状态下激素的分泌水平，特别是去甲肾上腺素、甲状腺素和生长素含量的变化，导致脾脏血管、胸导管和淋巴管收缩，加速淋巴细胞归巢，不同群、亚群的淋巴细胞以及静止淋巴细胞、活化淋巴细胞和记忆淋巴细胞有选择性地迁出或迁入释放 T 淋巴细胞亚群进入外周血，从而改变了淋巴细胞的分布，促使外周血中免疫细胞的重新分配，有效提高机体的免疫功能。这也是机体免疫功能为适应健身气功马王堆导引术锻炼而发生应激性变化的结果。

健身气功马王堆导引术的"调息"是指对呼吸的控制，以深细匀长为原则，主动干预呼吸方式、频率等来影响自主性神经功能。通过深细匀长的腹式呼吸与缓慢柔和的动作相配合，调节体内气血运行，达到"导气令和"，有效增加横膈肌的力量，大范围地刺激按摩五脏六腑，促使气血顺畅。健身气功与其他体育运动的不同点就在于强调控制呼吸，要求呼吸自然顺畅，根据动作的升降开合，调整呼吸，升吸降呼，开吸合呼，最终达到动作与呼吸的协同配合。马王堆导引术缓慢柔和的动作和深细匀长的腹式呼吸，可以疏导中老年女性紧张的情绪，增强心理的稳定性，而且练功时配以悦耳的民族音乐，促使产生愉悦的精神状态。良好的情绪状态可以使大脑及下丘脑等神经系统调动心理-神经-免疫链，通过激素、神经肽、神经递质等信息分子，作用于内分泌、旁分泌、神经分泌、自分泌等器官或组织，增加外周血淋巴细胞数量，诱导其活性升高，使其增强机体免疫力。

健身气功马王堆导引术的"调心"是指对意识的运用，以意守十二经脉流注方向为原则。中医学认为："神"是人体的精、气、血、津液、脏腑、经络、四肢百骸功能活动的外在表现，是人的精神意识活动，是人体生命活动的主宰者。人体在神的控制下，使身心得到良好的调整，促使阴阳平衡，达到"意到则气到，气到则血行，血行则病不生"。习练健身气功马王堆导引术要求心静，心静可以疏导气机，畅通气血。这就要求练功时，意念全部集中于动作本身，排除杂念，进入练功意境。长期入静练习，逐步进入虚静状态，可以增强习练者的情绪调节能力。现代医学证实，心态平和的人神经内分泌调节系统处于最佳水平，免疫功能处于正常工作状态。

二、马王堆导引术对人体心理健康的促进

（一）提高注意力，改善睡眠质量

由于当前社会压力大、生活节奏快，睡眠障碍的人数呈逐年上升趋势。而睡眠是每日周期的重要组成部分，是影响生活质量的重要指标。睡眠质量下降会导致易怒、疲劳、认知功能受损等，对正常生活造成了极大影响；且改善睡眠可能是预防年龄相关性神经退行性病变（如阿尔茨海默病和帕金森病）的关键一环。因此，提升睡眠质量很重要。目前临床上多用药物干预，催眠药物虽然可以促进快速入睡，但是存在一定的耐药性，并且会产生日间困倦、认知减退等副作用。褪黑素是一种内源性激素，在调节睡眠中发挥关键作用，其主要影响视交叉上核的活动，促进入睡，与睡眠质量差的频率呈负相关。定量补充褪黑素可有效提高睡眠质量，而长期外源性补充存在自身褪黑素分泌受抑制等问题，因此内源性补充褪黑素成为研究热点。

睡眠问题在古籍中有不寐、少卧、不眠等表述，我国的传统功法对于改善睡眠障碍有确切疗效。相关研究结果显示，马王堆导引术对睡眠质量有明显提高作用。与干预前比较，马王堆导引术组干预后匹兹堡睡眠质量指数（PSQI）总分及各因子得分均降低，血清褪黑素浓度升高。干预后与对照组比较，马王堆导引术组 PSQI 总分降低，提高作用主要体现在提高主观睡眠质量、睡眠时间、睡眠效率、睡眠障碍方面。

马王堆导引术可以提高睡眠质量可能有以下 2 个原因：一方面，适当的有氧运动可以提高睡眠质量。从运动类型上讲，马王堆导引术属于中小强度、非竞争性、规律性的有氧运动，运动可以加快新陈代谢，增加机体能耗，提高睡眠质量。另一方面，"气"是生命活动的基础，按照昼夜节律运行。经络是人体气血（经气）运行的通路，与脏腑器官共同构成生命活动的基础，且人体经脉的气血流注与昼夜节律有密切联系。而马王堆导引术练习者通过将注意力集中于经脉上，激发经气，以意领气，并通过不同招式的变换，使人体的"气"经过经络系统遍布全身，调整经络气血的功能活动，到最后引气归元，达到疏通经络、运行气血、协调脏腑和调和阴阳的目的，从而提高睡眠质量。且导引意指"导气令和、引体令柔"，"导气令和"主要指通过调节呼吸之气达到调节体内气血运行的目的。马王堆导引术的习练过程中要求练习者体态放松、心情平和，强调呼吸深、匀、细、长，且部分动作要求利用呼吸引导动作达到"三调"的目的，即调身、调息、调心。腹式呼吸可增强横膈肌力量刺激五脏六腑，促使气血顺畅，提高睡眠质量。如第五式鸟伸可扩张胸廓，有利于舒胸畅气等；第十一式仰呼通过举臂外展、挺胸呼气，可导引气的运行，调理三焦气机。

（二）调节情绪，促进心理健康

情绪是人们对客观事物态度的一种反映，通常从情绪的体验性质和对人活动的影响来分类，可以将情绪分为积极性情绪和消极性情绪。积极性情绪起着增力的作用，提高人的活动能力；相反，消极性情绪起着减力作用，降低人的活动能力。正如心理学家彼得斯所说："人的情绪将有助于抑制或增强一定的操作行为。"研究发现健身气功马王堆导引术可以明显降低练习者的紧张指数、愤怒指数、疲劳指数、抑郁指数、慌张指数，同时明显提升精力指数、自尊感指数。这些都说明马王堆引导术能提高练习者的积极性情绪、降低消极性情绪，使练习者能够轻松、愉悦地参与到锻炼中来，达到身心愉悦、情绪平和的状态。

从心理学角度来说，练习者在锻炼过程通过少思、勿念来达到静心的状态，这样有助于帮助练习者将日常生活中的不良情绪排除在外，达到思绪集中，以一念代万念的状态。在此过程中，大脑也得到彻底放松，这样在面临和处理问题时，大脑可以更理智地分析和解决问题，从根本上消除负面情绪的根源。

从生理学角度来说，这一状态是使大脑皮质活动抑制，全身骨骼肌张力下降，大脑皮质下中枢自律调节，通过自主神经使分布广泛的脏腑组织功能协调统一。在这种状态时，人体神经和内分泌按自然节律活动，机体各方面代谢活动趋于平和，内外平衡，自然对身心起到放松效果，生理疲惫程度逐渐降低。生理上的负担一旦消除了，心理上就更趋于平和，而情绪又是心理状态外在表现的一个显著标志。我们都知道，一个人的情绪会影响我们的日常工作，当情绪状态处于良好时，做事自然会有条不紊，精神饱满，工作积极性也提升，提高了工作效率；相反，当处于情绪非常低落的状态，这时候就会影响我们的日常工作和学习，工作和学习上的不如意反过来进一步加深了负面情绪的产生，造成恶性循环的局面，因此，积极消除生理疲劳也是改善人们情绪的一个重要方面。

（三）健身气功对个体社会适应能力的改善

马王堆导引术在促进人体的生理和心理健康的同时，也使练习者获得了良好的社会适应能力。一方面健康状况的改善使得练习者的生活自理能力和基本劳动能力得到提升，心境随之好转，对社会的接纳程度也得以提高；另一方面研究过程中的健身气功集体练习是人际交往的有利时机，练习者们在锻炼身体的同时不可避免与他人进行主动或被动的交流，也锻炼了社会交往能力。以城市失独老人为例，练习导引术既可以提高其健康水平，同时群体练习可以填补他们精神上的缺失，增加其社会交往，使其生活质量得到明显提升，尤其是社会凝聚、社会包容、社会赋权3个维度。高频率的集体活动使失独老人在缺失子女陪伴的情况下孤独感得以缓解，更易融入社会中去。对于慢性疾病患者，长期练习导引术可以锻炼患者的活动能力，帮助其控制情绪，有利于增强患者的居家自我护理能力。

第四章　马王堆导引的传承与应用

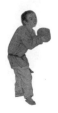

第一节　马王堆导引的教育与传承

一、概述

马王堆导引现收录于国家体育总局气功管理中心，同时，关于马王堆导引术有数本专著对其功法源流、功法特点、功法基础和功法技术进行图文并茂的详述，这是马王堆导引传承和运用的重要一环；但马王堆导引的传承和应用在文字传承的同时，也该应用于日常生活与社会发展中，以期运用优良的中华传统文化来提高人民的生活质量和身体素质。在中共中央、国务院印发的《"健康中国2030"规划》中指出"将健康教育纳入国民教育体系，把健康教育作为所有教育阶段素质教育的重要内容。"同时，中共中央国务院办公厅印发的《关于全面加强和改进新时代学校体育工作的建议》和《关于全面加强和改进新时代学校美育工作的意见》指出"认真梳理中华传统体育项目，因地制宜开展传统体育教学、训练、竞赛活动，并融入学校体育教学、训练、竞赛机制，形成中华传统体育项目竞赛体系。"因此，根据马王堆导引内容与功法，结合所有教育阶段和公共教育的特点与人群，因地制宜、紧跟时代发展建立了一系列有关马王堆导引的教育体系，其囊括从学前教育、中小学教育、高校教育和公共教育等各个阶段的马王堆教育体系，而根据各教育阶段的受众人群不同，形成了受众于不同人群的马王堆导引教育体系。然而马王堆导引教育体系目前还处于探索和完善阶段，如何在中国特色社会主义教育体系下，建设高质量传统体育教育体系，向终身教育的方向发展，实现中华传统体育的现代化是马王堆教育体系努力的方向。

二、马王堆导引的学前教育体系

（一）马王堆导引学前教育体系结构与内涵

2020 年国家体育总局气功中心发布了《关于弘正气祛邪气携手共建健康发展业态的倡议书》，其蕴含着这样一个指导思想——健身气功是我国传统保健体育项目，具有源远流长和受众面广泛等特点；健身气功在促进居民精神和身体健康方面，在传承与弘扬优秀的中华保健体育文化方面，以及在构建和谐社会等方面的作用不断凸显；倡议书中呼吁群众动起来，尽己所能地参与到健康文明健身活动中，在提高身体素质的同时，在优秀传统文化的熏陶下丰富精神世界。与此同时，2020 年在《关于健身气功推广功法目录的公告》中，国家体育总局健身气功管理中心在官网上公布了所推广的健身气功功法目录，马王堆导引术位列其中，收录于该目录中。同年颁布的《中医药文化启蒙特色幼儿园建设 13 条呼吁》中指出，中医药文化是中华优秀传统文化的宝库，要让优秀的中医药文化融入百姓生活的方方面面中去，而中医药启蒙在中医药文化宣传和融入中有着不可替代的作用，因此，中医药文化的启蒙教育需要从学前教育着力入手。在北京师范大学幼儿国学研究课题组开展了国学相关学前教育研究和应用。自此之后，马王堆导引的学前教育逐步发展。

马王堆导引学前教育主要是由学前课程教育中的情境教学模式和家庭教育模式两个部分组成。学前课程教育以情境学习理论为主，辅以建构适宜幼儿学习的马王堆导引术理论，以幼儿心理和认知发展特点、马王堆导引术价值内涵和国家政策环境为依据，从幼儿生活实际环境出发，以幼儿为中心，创设教学相适应的游戏、故事游戏、生活实例等情境，通过这种生活化、故事化、游戏化的情境激发幼儿学习兴趣，引出马王堆导引术动作技术的学习，培养幼儿独立探索学习的能力，通过亲身感知，体验马王堆导引术、传统文化魅力。在学前教育阶段，家庭教育是学前教育的主题部分，而在家庭教育中部分幼儿与隔代的长辈较为亲密，而大多数长辈具有马王堆导引术等传统保健体育的兴趣与基础，幼儿在长辈一定耳濡目染的教育与宣传下，对于马王堆导引术会有相关的了解和学习。

马王堆学前教育体系由技术教育、理论文化教育和实践教育构成，但由于受众群体的限制，马王堆学前教育体系内涵主要聚焦于少量的技术教育与基础的理论文化教育，从小学习马王堆导引术背后的传统文化与养生意识，营造浓厚的体育氛围，构筑文化自信。实践教育通过组织儿童进行集体练习和小组竞赛，让他们在实践中感受马王堆导引术的魅力，提高身体素质和心理素质。

（二）马王堆导引学前教育的困境与破局

由于马王堆导引是传统保健体育的一种，且其套路和体式相较于其他传统保健体育，例如：武术和五禽戏等，其体式节奏慢，讲究全身的配合与舒展，但在教育对象方面，幼儿自身体质属于阳气易动体质，为稚阴稚阳之体，马王堆导引教学不同于其他体育运动，需要幼儿进行反复的训练和锻炼，但由于幼儿阶段的学生注意力不能够长时间集中，活泼好动，因此长时间单调的训练会使他们产生厌倦的心理，从而失去兴趣，进而使得马王堆导引学前教育的管理和教学难度增加。

在教育体系设计方面，由于马王堆导引学前教育研究起步晚，受众群体的限制，马王堆导引教学模式概念不清晰，命名混乱，理论依据探究不充分，对马王堆导引术的教育模式缺乏客观分析。同时，马王堆导引术在大多数的幼儿园的体育教育体系中都没有具体体现和教学计划，马王堆导引术大多数都被用在单个活动中，例如：早操活动或者课外实践，难以构建学前体育教育部分中的马王堆导引术教学，大多数马王堆导引术以一种特色活动呈现。

学前教育是形成文化自豪感与认同感的重要教育启蒙阶段，而马王堆导引术作为中国古代养生健身的宝贵遗产，具有深厚的历史文化底蕴和独特的健康价值。随着社会对传统文化和体育健身的重视，为了将这一优秀文化遗产传承给下一代，学前教育阶段便成为推广和普及马王堆导引术的重要阵地。由于学前教育资源的限制，可以联合当地中医药大学或是保健体育部门，联合开展马王堆导引术的科普教育与教学。在教学过程中打破示范性教学的局限，可以进行互动教学法和游戏化教学，鼓励儿童参加到教学活动中，提高课堂参与度；组织竞赛等实践活动，增强学习效果；对马王堆导引术的体式进行改进，使其更适合幼儿锻炼；并将马王堆导引术与游戏相结合，如角色扮演，能让儿童在生活中有深刻体会的益智游戏。让儿童在游戏中学习，提高学习的趣味性和实效性。

三、马王堆导引的中小学教育体系

（一）马王堆导引中小学教育体系结构

马王堆导引术是历史悠久、源远流长的传统保健体育之一，马王堆导引术具有提高身体素质且培育心性双重作用。因此，马王堆导引术所蕴含的文化特色与体育性质被纳入许多中小学的体育课程中，让青少年在马王堆导引术体式和精神内核的引领下了解中国传统文化，使得心理与身体都得到滋养。

在中小学生有一定武术基础后，以马王堆导引的技术教学为主导，背后的养生文化为辅助，学习马王堆导引术体式，2014 年颁布的《完善中华优秀传统文化教育指导纲要》中强调要求建立从小学到大学互相衔接的民族传统文化教育体系，将民族传统文化融入课程与教材体系并加强民族传统文化教育实施的保障体系及完善其评价和督导机制。并建立从小学到高中相互衔接的民族传统体育教育体系，形成完善评价和督导机制，而马王堆导引术的中小学课程设计、技术教育、理论文化教育和实践教育体系也在不断地完善和更新。

马王堆导引术中小学教育体系的构建是作为传统体育教育项目中的补充项目，随着《关于进一步减轻义务教育阶段学生作业负担和校外培训负担的意见》的发布，进一步提高民族传统体育在义务教育的地位，为马王堆导引的中小学教育体系和义务教育的融合提供了新的机遇。

（二）马王堆导引中小学教育的困境与破局

为了弘扬和培育民族精神，增强体质，我国已设立了传统保健体育相关的体育项目，课时量占体育总课时的一部分，但马王堆导引术仍非传统保健体育首选。自马王堆导引纳入中小学体育教育后，就面临了体育需要标准化以及考核模式固定化的问题，由此导致马王堆导引术的教学重心放在了训练体式上，而传统马王堆养生文化的教育与解读被忽略或弱化，导致了马王堆导引术变成了仅由体式构成的体育，从而走向了与传统马王堆导引术传承异化的路。我国中小学马王堆教学内容与国家体育总局气功中心的马王堆导引术体式相差不多，但作为一门体育课程，亟待一本合适的教材作为中小学生学习马王堆导引术的学习材料。另外，中小学缺乏掌握专业知识的教师也是困境之一。同时，当前学校马王堆导引术为了达到教学效果，往往采用新旧套路接龙的方式，进行记忆式教学，大部分都是以记忆为主的方式进行授课，没有达到培育民族精神的德育目标。西方竞技体育的冲击，学校体育里田径、足球、篮球等项目占主导地位，学生参与民族传统体育的积极性不高；创新型人才缺乏，民族传统体育的发展路径较为缺乏；民族传统体育宣传力度不够，普及程度不高，师生对民族传统体育的认识较为片面；对于课程的评价体系未能将标准化和弹性化相统一，形成良好的评价体系。因此，马王堆导引的中小学教育体系，需以科学技术为助力，调动学生学习兴趣，学中正确地利用多媒体、幻灯片、图片、短视频等生动有趣且直观的方式，使得学生对于马王堆导引术的体式有更加全面和完整的认识，提高学生的学习兴趣。以核心素养为起点，实施更加有效的教学（如图4-1、图4-2）。以终身学习为指引，不断提升

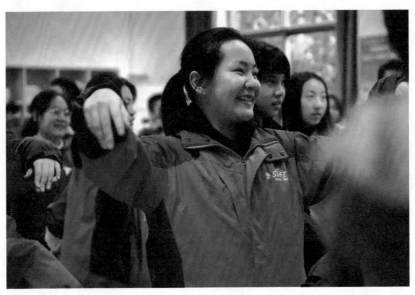

图4-1　湘博"进校园"少年颂春声活动中学生体验汉代养生操

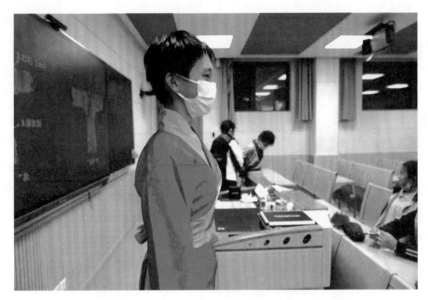

图4-2 湘博"进校园"少年颂春声活动中学生体验汉文化

自身的专业素质。教师要培养终身学习的思想意识，传承中华优秀传统文化，将传统文化教育和道德教育加入中小学马王堆导引教学中，使学生对传统文化的魅力更加深刻，培养学生热爱祖国的情感，达到以德育人的目的。以"勤练、常赛"为中心，多种形式组织教学，通过以赛代练，以练促赛等形式，鼓励学生参与到马王堆导引术的锻炼中去，让学生体验马王堆导引术的魅力，展示运用所掌握的技能，养成终身体育锻炼健康意识。

四、马王堆导引的高校教育体系

（一）马王堆导引高校教育体系结构与内涵

上海体育学院王振从1999年起开设了马王堆导引术选修课。之后，在湖南中医药大学也开设了马王堆导引术的课程。马王堆导引高校教育是高校体育教育体系中重要的一环，由于马王堆导引术涉及体育、中医学、运动医学和心理学等多个学科，因此，马王堆导引高校教育体系的构建，涉及多方面因素，因此马王堆导引高校教育体系必须从不同高校和不同专业的学生群体针对性地进行构架，将技术教育、文化教育和实践教育三个主体部分自然地融入课程结构中。

马王堆导引是技术性极强的传统保健体育，而其背后的中医药理论、中华传统文化内涵丰富，马王堆导引高校课程教育，是马王堆导引术在高校教育体系中不可或缺的环节。在高校的课程教育中，各大高校马王堆导引术教师不仅仅是开展马王堆导引术的体式教学，同时也应注重对马王堆导引术背后的中国传统优秀文化的文化内核和精神进行传递，寓教于乐，将德育与体育相结合。让同学们不仅只是学会马王堆导引术的动作，在意识形态上也培养一些传统哲学、中医药理念中的好思想、好观念、好品格。

马王堆导引术的高校教育体系应当表现为学生自主学习为主的社团教育与以学校老师为主的课堂教育相互结合、双管齐下的教育模式，鼓励对马王堆导引术学习热情高涨的同学加入马王堆导引术相关的学生社团组织，在课余时间进行马王堆导引术的结伴练习，在社团教育中组织老师进行动作指导与讲解。往往这些加入马王堆导引术相关社团的同学，对马王堆导引术非常熟练，通常会代表学院或学校参加相关传统保健体育的比赛。"以赛促学、以赛促练"以此检验同学们的学习效果并鼓励同学们积极学习马王堆导引术。

由于体育课课时安排的限制以及教学班人数的安排，同学们对于马王堆导引术的动作了解不够深刻与透彻，各大高校在智慧树等大学生公共课程平台的《传统保健体育》相关课程中广泛开展马王堆导引术的详细教学，更加充分地将理论与实践相结合，用科学的锻炼方法规范具体动作学习，与此同时，课程中将分步教学与错误动作示戒结合，从正反两个方面教会同学们精确掌握功法完整套路，也将美感与实用性相结合，课程录制在优美的自然美景中，与动作互相映衬。

马王堆导引教育具有多种特性，从而马王堆高校教育体系的内涵丰富，分成了马王堆导引的技术教育、文化教育和实践教育三个部分，从而围绕马王堆导引术的技术、理论文化和实践三大基本内容构建了一个多维度的马王堆导引高校教育体系。

1. 技术教育

马王堆导引术是传统保健体育的一种，从而技术教育是马王堆导引术的精髓，马王堆导引术的技术教育包含动作体式、技术要领、注意事项和功理作用四个方面。动作体式是对马王堆导引术一式动作总体的描述，并说明每一动作需要完成的次数；技术要领则是将马王堆导引术一式的动作进行分解剖析，并重点讲述技术要领中的难点，以避免动作的失误造成气机的不畅或是损失机体；注意事项则是重点关注进行导引时的细节问题，以增强导引的养生效果；功理作用则与理论教育相同，其将中医理论与解剖学相结合，从两个角度，对体式的作用进行阐述，使练习者在进行马王堆导引时，知其然更知其所以然。

2. 理论文化教育

马王堆导引术的文化教育是连接技术教育与实践教育的桥梁，是培养高校学生对马王堆导引术的认可与热爱的关键一环。于是在高校马王堆导引的教学中，将理论教育与技术教学结合，在"理论讲授"过程中，教师通过简明、重要的理论知识点，突出马王堆文化、中医理论知识，在理论讲授中注入养生概念，提高学生的学习兴趣，将文化教育有效融入理论与技术教学中，增强文化自信。马王堆导引的文化教育不仅要体现在课程教学上，更应体现于高校日常生活中，将学生竞赛与社会服务相结合，根据实施策略的不同，在教学过程中分别设计了竞赛、社会服务两个教学环节。组织学生积极参与传统保健体育竞赛，提高高校学生对于马王堆导引术的热情，增加练习次数，搭建学生持续学习、研究和练习的平台，巩固已学的理论知识与技术能力。同时，针对高等中医药院校的学生，则提出与专业相关的要求，围绕参与内容，多思考、多学习，写出书面体会，将思想认识与教学、竞赛、服务相结合，进一步提升职业道德，为以后走向工作岗位，为社会服务打下基础。无论是在课堂或日常，教师言传身教地引导学生。教育过程是双向的过程，师生之间要有互动和沟通，教师在教学过程中，点点滴滴都要起到表率作用，其言谈举止要为人师表，其主要职责是传道、授业、解惑，不能一味将教学内容单向灌输给学生，而要善于接收反馈信息。在教学过程中，教师要为学生提供丰富的交流平台，善于发现学生的闪光点与不足，做到用心交流、以爱沟通。

3. 实践教育

马王堆导引术的实践教育是期望高校学生将马王堆导引术运用于日常生活，同时，对于非中医药院校的学生而言，当掌握技术和理论后，即基本掌握了马王堆导引术的科普能力，可以将马王堆导引的体式教授给家人和朋友，进行全民运动和养生；对于中医药院校学生而言，马王堆导引的实践教育，有利于了解功法在养生保健和医学治疗中的作用，也可以结合马王堆导引的体式与对应的中医原理和理论，发现和总结中医理论并用于临床，服务于未来的患者，形成临床治疗与服务的新思想和新道路。

（二）马王堆导引高校教育的困境与破局

马王堆导引术逐渐成为高校传统保健体育教育的重要部分，但其在高校课程的普及程度、传统保健体育的知名度和学生群体中的认可度较之太极、武术和八段锦等其他传统保健体育情况不佳，主要在湖南和上海；因此，如何推广及发扬光大，仍是亟须解决的问题。同时，在中医药高等院校对于马王堆导引术的重视程度和喜爱程度，远高于其他非中医药高等院校，数据显示高达97％的高校学生未听过、见过马王堆导引术，主要是因为马王堆导引术的学习需要具备一定的中医药知识，且与现代体育的思想理念有一定的差异；因此，如何在非中医药高等院校推广和普及马土堆导引术也是一个值得关注的问题。超过80％的高校学生有兴趣并有信心学好马王堆导引术，说明非中医药院校高校学生对于马王堆积极性较高，对于马王堆导引术背后的中医药理论也有一定的兴趣了解；同时，高校的马王堆教育体系也在不断地完善和更新，从马王堆理论教育的完善，加强马王堆导引术与中医理论的结合，到实践教育结合高校学生体质和健康情况，不断升级和提高教学质量，再到文化教育，将"四个自信"的文化教育融入高校马王堆教育中去，不断加强思政教育；马王堆导引术的高校教育体系不断高质量和高水平地完善和提升。

五、马王堆导引的公共教育体系

（一）马王堆导引术公共教育体系结构

马王堆导引术的受众群体除了在教育阶段的幼儿、少年和青年群体外，马王堆导引术的受众群体还广泛地存在于社会已从业人员和退休人员等中老年人群，为适应人民群众对于体育运动的需要和各个年龄阶段的需求，国家体育总局和各职能部门，逐渐完善马王堆导引的公共教育体系，将马王堆导引融入人民的生活。2007年上海体育学院受到国家体育总局健身气功管理中心的委托与指导，对马王堆导引术进行了重新编排，使其更适合中老年人群锻炼。为了便于普及推广，于2015年中国健身气功管理中心又开始缩减版的编创，2016年在内蒙古包头市举办新编缩减版马王堆导引术的培训。

马王堆导引术的公共教育，具备受众群体人数多、受众群体教育程度不同和教育形式多样，教育受限条件少的特点，从而促成了马王堆导引公共教育体系的多样化和完整化。

1. 以赛促练的教育手段

为贯彻落实体育总局印发的《"十四五"群众体育发展规划》和《2023年群众体育工作要点》，进一步建设和完善健身气功赛事活动体系，丰富人民群众健身和健康需求，搭建健身气功交流展示平台，举办第二届全国健身气功马王堆导引术交流比赛大会，期间将举办马王堆导引术交流比赛、马王堆健身养生讲座、走基层科学健身指导等活动。举办全国健身气功马王堆导引交流比赛大会，将全国各地马王堆导引术的爱好者们聚集一起，进行沟通交流学习，并进行导引术方面的切磋，既有利于不断地改进马王堆导引术，融入现代生活模式，也有利于马王堆导引术爱好者们进行探讨，与此同时，交流比赛大会的举办也让全国更多人了解和认识马王堆导引术，具有一定的推广性。

2. 线上科普教学的教学方式

马王堆导引术的线上科普教学让马王堆导引这一宝贵的传统保健体育突破地域限制，走向全国甚至世界。《湘博教育微课程》（图4-3）是湖南省博物馆结合互联网与线上教育平台打造的线上教育项目，其中重点介绍《导引图》中的马王堆导引术，对导引图上的马王堆导引术进行了深度剖析，对马王堆导引术的体育医疗模式和医疗保健疗效进行了全方位介绍，将马王堆导引术背后中华民族在医疗保健方面的智慧进行了诠释。同时，还对马王堆导引术背后的中医养生文化进行了科普，认为传统医学在发展过程中，是全面发展，不仅仅重视药物的治疗，对于物理疗法和体育保健疗法都有一定的发展与总结，同时，融入治未病的思维模式，通过强健体魄来预防疾病，或是防止疾病的传变与发展。这种线上科普教育的模式，将马王堆导引术从历史渊源到传统文化再到现代医学运用巧妙地串联起来。

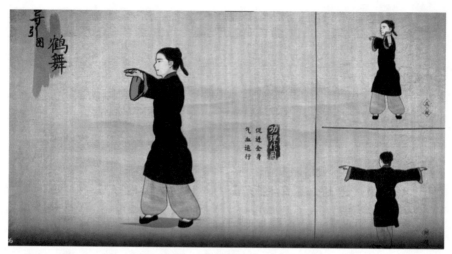

图4-3 《湘博教育微课程》第一课《绘在丝帛上的汉代"体操"——导引图》

(图片来源于网络)

(二) 马王堆导引公共教育的困境与破局

马王堆导引术的公共教育体系在逐步完善，但由于马王堆导引术的受众的群体主要是中老年人，而对于线上相关马王堆导引术比赛交流等消息的发布可能会出现不知晓或错过报名时间等情况，且中老年人对于互联网的使用普及和熟练度不高，会导致马王堆公共教育资源未尽其用或是浪费。与此同时，马王堆导引的科普力度相较于其他传统保健体育仍待提高。

因此，马王堆导引术相关赛事或大会，可与城镇或乡村等基层单位活动结合，做到通知到位，让更多的群众参与到马王堆导引的学习和生活中。同时，马王堆导引的公共教育进行线上教育和线下科普相结合，可与各高校相关单位合作，以社区为单位进行马王堆导引术的现场技术教学与指导，进行马王堆导引文化的科普。

第二节　马王堆导引术的实践与应用

一、概述

马王堆导引术出自长沙马王堆三号汉墓出土的《导引图》。它是我国最早的健身图谱，展示了我国古代的运动养生。2009 年，国家体育总局以其为蓝本，在中医学基本理论的指导下，创编了一套独具魅力的马王堆导引术健身养生功法。这套养生功法主要包含 12 个动作，在传统的动作与呼吸基础上融合了现代技巧，动静结合、刚柔并济，既调身，又调心，还调息。将中医的"形""气""神"有机融为一体，不但促进了人体肌肉的柔韧性，而且促进了机体的气血运行，有利于循环运动、调节肌肉和体能。练习马王堆导引术还有利于全身肌肉筋骨的放松，改善我们的情绪，充分缓解紧张感和疲劳感，调和脏腑的阴阳，增强我们自身的固有功能。尤其是马王堆导引术对于呼吸肌的训练，不但能吐故纳新、调整呼吸的频率、节奏以及深度，更能兴奋呼吸中枢、促进机体的微循环和新陈代谢，提高身心健康。马王堆导引术充分强调了人与自然的融合，通过冥想等各种方式调节自我精神意识活动，使身心平静、大脑得到充分休息，让人感受到自然的力量。练习者通过长期练习马王堆导引术导引动作，将意识、呼吸锻炼与身体动作有机结合，以意领气，有节律运动，达到"形神合一"的境界，增强机体免疫力、祛病强身、延年益寿。

由于其独特的优势，马王堆导引术已被证明可以作为一种有效的预防、控制、缓解多种疾病的手段，被运用到多种场合，如养老康复、运动康复、心理调节、美容养颜、抗衰老肿瘤等。此外，还与哲学、体育、文化等密切结合，传承创新。本节将主要记叙马王堆导引在慢性疾病治疗、运动康复治疗、养生保健方面的实践与应用。

二、马王堆导引术在中老年慢性疾病治疗中的应用

由于中国的经济飞速发展，以及医学技术的进一步改进，中国的人口生活质量得到了极大的改善，并且正在迈向一个大规模的老龄化时代。然而，由于平均年龄的增长，中国的慢性疾病的患者数量正在迅猛上升，这就导致了大众对于养生保健的迫切需求。根据许多研究，中国的五大常见疾病分别是：高血压病、糖尿病、脑血管病、心脏疾病以及肿瘤。心脑血管病在中国的发病率和死亡率都排名第一，是危害老人身心健康的重大危险因素之一。因此，我国老年人的身心健康面临着巨大挑战。对于慢性病患者而言，除了采取医疗措施外，还应该积极参与有效的、科学的锻炼，

比如马王堆导引、瑜伽等。马王堆导引术不但有利于促进人们的身体健康，预防疾病，更能有效帮助老年人辅助治疗慢性疾病，提高患者生活质量，还促进了养老服务。

（一）马王堆导引术在高血压病治疗中的应用

高血压病是中老年最常见的慢性疾病之一。目前，我国高血压病的发病率持续上升，给人们带来了严重的健康危害。尤其中老年人身体机能下降，血管老化，动脉弹性减弱，更易发生高血压。高血压是心血管病、慢性肾脏病和痴呆等最重要且可预防的危险因素，因此，合理制定降血压方案、规范使用降血压药治疗、正确的生活方式干预是有效降低高血压的主要措施。根据《全民健康手册》的建议，定期进行适量的、适当的、有益健康的有氧活动，能够明显降低患者的血压。马王堆导引术属于低中等强度有氧运动，通过拉伸经筋，牵动身体各部，推进血液循环，舒畅气血，有利于增强身体机能的自我修复，尤其是马王堆导引术中的第二式"引背痛"、第三式"凫浴"、第八式"引腰痛"、第九式"雁飞"第十一式"仰呼"和第十二式"折阴"等动作更有利于调节血液循环、平衡气血。有研究表明，马王堆导引术对收缩压和舒张压的改善作用优于太极拳治疗方式。

许多高血压患者会发现在合谷穴可以出现比较强烈的脉动现象。经过长期的第二式"引背痛"中拱背、提踵、手臂伸直并向上举等动作锻炼，可以促进手阳明大肠经的循环，减轻患者颈部的血液阻力，使血压下降。通过将双臂伸直并保持 30 度的夹角，能够有效地激活位于手阳明大肠经的曲池穴，帮助我们排除内脏毒素，平衡内部气血，实现降低血压的目的。

导引术第三式"凫浴"的核心是腰的旋转。我们在练习此动作过程中，可以通过抬高臀部、放松肩膀、把双腿往后甩、把头朝前等帮助我们拉伸头颈部和腰部的肌肉，活动身体的各个关节，从而让身体的各个关节受益。这些运动可以促进气机的正常循环，气行则血行，有利于降低血液的黏稠度，促进血液循环，还可以刺激内庭穴位，清除体内污物，调节气血，从而有效地降低血压。尤其推荐练习者们结合"引背痛"和"凫浴"这两个动作进行针对性训练，可以帮助我们缓解情绪，平肝泻火，降低体重。

　　足部是人体的另一个心脏。如果能有效刺激足部的一些穴位，有利于我们增强体质、防病治病。导引术第八式"引腰痛"遵循足少阴肾经，将许多循行足部的经脉有效联系。当我们练习"引腰痛"动作时，能通过牵拉有效刺激位于足底的涌泉穴，使足底部末梢神经和全身各器官产生紧密联系，推进血液循环，促进人体新陈代谢，有利于血压的降低。

　　导引术第九式"雁飞"动作，可以通过上升和下降来拉动位于手腕横纹上方的内关穴，促进血管的收缩和舒张，改善肝脾肾功能，有助于调节我们整个身体的血压水平。导引术中第十一式"仰呼"动作，双臂随呼吸展开，自然振臂，可以活络肩颈筋骨，从而缓解高血压患者后脖颈的僵硬症状。而导引术第十二式"折阴"动作，是一种重要的足厥阴肝经经络操，我们练习该动作时，力量从足底和足背发出，经过位于足背部的太冲穴、曲泉穴等，可疏肝理气，使气血下行，有利于防止肝气上逆导致的血压上升。

　　（二）马王堆导引术在糖尿病及其并发症中的治疗应用

　　糖尿病，中医称之为"消渴症"，是一种以血糖水平不断上升为主要表现的慢性内分泌疾病。其病因病机多由于先天不足，后天又失调，致损耗过度；或长期饮食肥甘厚味，体内痰湿内盛等所致。其中2型糖尿病是世界范围内日益严重威胁人类健康的疾病，我国现有糖尿病患者居全球之首，防治形势极为严峻。研究表明，采取运动、饮食和药物结合的综合性治疗是2型糖尿病治疗的最佳方案。而马王堆导引术动作轻松柔和、易控制运动量，是一种全身性的有氧运动，尤其适合患2型糖尿病为主的中老年人群。

　　众所周知，糖尿病的危害主要来自其并发症，更严重影响糖尿病患者的生活质量。因此，马王堆导引术按照十二正经气息流注顺序，将十二式功法与十二经络相对应，以意引气，疏通气血。不但通过其各种动作消耗机体能量，降低糖尿病细胞、脂质、内脂素的含量，加快体内的糖和脂肪的代谢，降低患者的血糖及血脂水平，还可以通过促进2型糖尿病患者的气血运行、调节脏腑功能来改善他们四肢末端的血液循环障碍。有研究表明在合理使用降血糖药物的基础上，配合马王堆导引术的长期练习，可以明显提高 2 型糖尿病（T2DM）患者站立时的稳定性和平衡能力。尤其是其中的"引背""凫浴"和"雁飞"动作对 T2DM 患者步态异常更具有针对性影响，能改善患者的肌肉关节粘连，增加关节的活动幅度；提高四肢血液循环，加强腿部和足部肌肉力量，从而改善糖尿病足及步态异常。

此外，第一式动作"挽弓"通过手太阴肺经来实现。当我们伸展双臂并配合呼吸时，我们的意念会经过尺泽穴和鱼际穴等穴位。而鱼际穴能宣肺理气、舒筋活络，经常练习此动作，除了降低血糖，还可以减轻 2 型糖尿病患者尿频的症状。第二式动作"引背式"有利于减轻患者眼睛干涩、口干等相关症状。第三式动作"凫浴"，主要经由足阳明胃经。练习此动作时，我们的意念经过天枢穴、足三里穴等。足三里穴是人体循环、消化和呼吸等系统的重要枢纽。因此，刺激足三里穴能够调节肝脾两脏、激发胃气，促进胰腺功能，有利于缓解 2 型糖尿病患者的腹胀、便秘等症状。

第四式动作"龙登"旨在调节全身的阴阳平衡。练习中，需要确保重心的稳定，并让全身得到充分的舒展。通过持续的练习，我们可以更好地训练腹肌，提升胰腺的功能，有利于缓解那些由于缺乏正常的活力而导致手脚冰凉的糖尿病患者。《黄帝内经》指出肾气不足是导致糖尿病的重要原因，而涌泉穴则可以起到辅助治疗的作用，因此，第八式动作"引腰痛"遵循足少阴肾经，可以增强肾气，改善阴虚症状，是中老年糖尿病患者的首选。

（三）马王堆导引术在冠心病中的治疗应用

冠心病主要是由于冠状动脉粥样硬化造成的管壁变形、收缩和梗阻，从而导致心肌细胞的功能受损而致的心脏病。它作为中老年患者的常见疾病，其发病率不断上升，引起全球高度关注。中医认为其发病多由于气阴两亏、心脉痹阻所致，其中血瘀证是冠心病典型证型之一。当冠状动脉堵塞或变窄时，心脏出现供氧不足，可以导致心绞痛、呼吸困难、胸闷无力等症状，严重的引起心肌梗死，对患者的生命构成极大威胁。现代医学科技发达，冠心病的诊断方法及治疗措施不断改进，但是药品的使用会带来一些不良反应，也容易产生耐受性，如果能结合一些导引动作的辅助治疗，不仅能够有效地降低患者心血枯竭、心肌梗死等风险，还能减轻患者的疾病痛苦、降低药品的毒副作用，促进心肌的康复，最终提升患者的健康水平和生活质量。最新的研究结果也表明经常练习马王堆导引术可以明显促进谷胱甘肽过氧化物酶的活性，加快血液的新陈代谢，减少自由基形成，使心率减慢，有效提高心脏指数，并且降低血压。其具体的操作方式主要包括"龙登""鸟伸""鸱视""雁飞"或者"折阴"这几个动作。

第四式"龙登"动作遵循足太阴脾经，有助于改善冠心病患者的心肺功能。练习者需要先缓慢蹲下，双手支撑地面，双掌向斜前方伸展。然后用力站立，双掌抬起，眼睛注视前方，手掌向外旋转，同时提起脚跟。通过这种动作的长期训练，可以有效增强我们的心肺耐力，调节人体气血循环，提高心脏的泵血能力，维持心脏血压稳定，对于冠心病患者来说尤其具有积极的治疗作用。其次，第五式"鸟伸"动作要求练习者慢慢伸展手臂，仿佛鸟儿展翅飞翔，可宽胸舒气。《素问·痹论篇第四十三》指出，当人体的脉搏受到外界邪毒影响时，会导致脉络不畅，烦躁不安，甚至引起下谷的症状。因此，当人体做"鸟伸"运动时，应该将注意力集中到少海穴和神门穴，帮助调节身体的内部环境，减轻心理压力。通过练习"鸟伸"动作，我们可以扩张胸部，增强心肺功能，缓解冠心病患者胸闷、胸痛等症状。

第七式"鸱视"动作通过按摩足太阳膀胱经，可以促进冠心病患者的血流畅通。我们应根据自己身体的状况，手臂牵拉，同时头部前屈，尽量达到最大程度的拉伸，充分发挥出肌肉的力量。通过练习这个动作，可以有效锻炼我们血管的弹性，改善血液循环，降低心血管风险。这个动作不仅能够帮助我们舒展脊柱，同时也能够促进我们身体的体内循环，帮助我们改变冠状血管的状态，提高血流速度，减轻心绞痛。此外，通过按摩"后天之本"穴位的锻炼，我们还能更好地控制和预防心悸、心律失常，帮助提高机体的气血循环，促使气血流通，减轻心肌缺氧、减少心律失常的发病率。

"雁飞"第九式是一种通过手厥阴心包经来实现锻炼效果的健康姿势。通过练习此动作，人们能够活跃内关穴，扩张胸腔，增强整个人的活力，达到调节心神、减轻疼痛的目的。如果将第七式与第九式两个动作相结合，可以更有效地利用厥阴俞和内关穴两个的功效，《灵枢·邪客》："宗气聚集于胸腔，流出喉咙，贯穿心脉，从而调节呼吸。"位于胸骨前正中线上的膻中穴是心包经中极为重要的穴位之一，它不仅能够传递信息给大脑，促进人们的神经系统正常工作，而且还能够稳定冠状动脉的血流量，扩张肺部空间，调整人的内分泌系统，疏导三焦，从而显著缓解心脏病、哮喘和其他症状。第十二式"折阴"动作有助于平衡机体的阴阳气血，调节冠心病患者的阴阳平衡。我们建议练习者们结合"龙登""引腰痛"和"折阴"三个动作有效练习，从而达到最佳的调节效果。

总之，马王堆导引术通过多种动作的练习，养阳气，从不同方面对冠心病患者产生治疗辅助作用。马王堆导引术的低强度运动特点既有效避免了剧烈运动给心脏病患者带来的危险。又因为马王堆导引术长时间的运动特点充分保证了心脏病患者的运动强度，有利于提高机体的各种生理功能，兼顾了心脏康复中的安全性和强度适宜性。因此，长期坚持练习马王堆导引术，有助于我们提高心肺功能、缓解症状、降低心血管风险、提高生活质量，达到防治冠心病的效果。当然，马王堆导引术必须遵循医生的建议，结合药物治疗和临床治疗，它发挥的主要是辅助治疗作用。因此，患者在练习时既要"动功"与"静功"动静结合，刚柔并济；又要注意"劳不使极"，张弛有度。

（四）马王堆导引术在慢性阻塞性肺疾病中的治疗应用

慢性阻塞性肺疾病（chronic obstructive pulmonary disease，COPD）是一种严重肺病，主要特征表现为呼吸道阻塞，其病程长，最终会导致肺心病、肺衰竭等严重后果。近年来其发病率显著升高，严重威胁我国中老年人健康。COPD可损伤患者的中枢神经系统，导致患者认知功能下降，并继发其他器官损伤，让患者易于产生抑郁情绪，严重影响患者的生活质量。因此，除了常规的药物治疗外，还要辅助适当的体育活动锻炼，改善患者的呼吸系统功能，提高机体免疫力，调节患者的大脑神经递质，释放他们的抑郁情绪。"导气令和"是马王堆导引术的核心理念，它有精准、均衡、缓慢和持久4种不同的腹式呼吸。练习者通过调整气息，并伴随肢体的旋转和屈曲，可以促进全身的气血流通，改善肌体的力量和弹性，增强免疫力，促进身体的新陈代谢，从而改善COPD患者病情。目前，马王堆导引术对于慢性阻塞性肺病辅助治疗作用的相关研究还比较匮乏，但已有研究通过采取马王堆导引技术激活呼吸中枢及全身，提高COPD患者的睡眠质量，疏导患者的抑郁等负面情绪，起到了辅助治疗肺部疾病的作用，有效提高了 COPD 稳定期患者的生活质量。

综上所述，马王堆导引术根据其运动特点，对慢性疾病尤其是中老年疾病的预防和治疗方面均有良好的作用与应用实践，值得我们进一步深入研究和在临床中大力推广。

三、马王堆导引术作为运动处方在康复中的治疗性应用

《吕氏春秋·古乐篇》记载：古代陶唐氏时期，阴气沉积而洪水泛滥，水道阻塞，民众的精神郁闷而不畅，肌肉紧缩，因此，他们创作了舞蹈来调节气血。这也证明了马王堆舞蹈是最早用来拔筋骨、调理气血的。作为一种悠久的健康习惯，它不仅可以有效地缓解许多慢性疾病，而且在康复治疗中，特别是针对肌肉关节、神经系统等疾病，也发挥着重要的作用。通过长期适当的练习导引术，可以帮助康复期的患者改善身体状况，促进身体机能恢复，提高生活质量。对于运动员，马王堆导引术的动作和练习方式蕴含着丰富的运动科学原理，可以帮助我们深入了解人体的生理结构和运动机制，缓解肌肉疲劳、恢复关节功能，提高运动表现，作为运动处方帮助运动员进行有效康复，也为现代运动科学的发展提供有益的借鉴。

（一）马王堆导引术中第十一式"仰呼"动作在肩颈痛、腰背部疼痛等疾病中的应用

"仰呼"是《马王堆导引术》的第十一式，有 6 个基础动作，包括双手抬起、头部向后倾斜、身体前倾、双肘伸直、双脚微微弯曲和双腿微微弯曲。"仰呼"一式动作柔和缓慢，简单易练，不受场地器械的限制，很适用于广大上班群体和学生群体练习，改善他们的不良姿势，恢复健康状态。

1. 预防、改善肩颈部疼痛

肩颈部肌肉失衡可以导致人们肩颈部疼痛。尤其是长期低头玩手机一族，还有经常伏案学习、工作时间过长的人们，因为姿势不正确和不良习惯，更容易使肌肉长期处于紧张中，肌肉失衡，肩颈部肌群血流量下降、从而出现肩颈部疼痛等症状，严重者可致颈椎病等。因此，"仰呼"中间的"抬头后仰""挺胸塌腰"这些动作，可以有效地加强肩颈部及其他核

心肌群的力量，拉长受压的软骨，减轻肩关节的负担，推动血液流通，优化呼吸模式，从而达到提高机体整体体质的效果。在临床实践应用中，我们在药物治疗的基础上，与导引术等治疗手段结合，能够更加精准地治疗胸廓出口综合征、肩膀骨骼发育不良以及上交叉综合征等。我们需要注意开始训练时，动作要轻柔而稳定，才能够有效提高我们的肌肉掌握能力。

2. 改善非特异性腰背部疼痛

随着现代社会的进步，长时间站立的职业者也越来越多，这容易减弱腰背肌肉的紧张程度和核心力量，进一步削弱了腰椎的稳固性和运动能力，因此使非特异性腰痛的出现频率显著上升，尤其是中老年人更容易患病。通过马王堆导引术"仰呼"动作，我们可以将呼吸训练、身体运动与心理活动融为一体，大幅度改善身体的功能。特别是"仰呼"的运用，可以让膈肌得到放松，同时又充分拉伸了腹部的肌肉，因此大大地减轻腰部的疲劳，更好地保护脊柱的健康。当肌肉萎缩，肌肉活跃度低的时候，"仰呼"的训练方法可以有效帮助提升臀大肌的肌肉活跃度，并通过不断地进行屈膝下蹲来加强髋关节的肌肉活跃度，提升脊柱的平衡稳定性，减轻腰椎间盘突出导致的疼痛，尤其是帮助减轻由于核心力量减弱、臀部肌肉功能受限而带来的下腰痛。因此，我们能够通过调整"仰呼"的训练强度、频率以及重复次数，更加安全、高效地减轻患者的腰部及其周围的疼痛。

（二）第八式"引腰痛"动作针对性应用于冠心病患者腰痛症状

第八式"引腰痛"动作要求练习者双手扶腰，慢慢向前弯腰，然后向后伸展腰部。通过这个动作的练习，可以舒筋活络，缓解腰痛症状，提高患者的生活质量。有研究表明我们可以分别通过使用基础值、脚趾导引、手指导引、脚趾意念和手指意念这5种不同的刺激方式来调节中枢神经运动皮层，可以明显减轻或消除腰部疼痛。

四、马王堆导引术促进女性健康的实践与应用

女性具有特殊的生理和心理特点，因此，长期坚持马王堆导引术锻炼能针对此特点在一定程度上对中老年女性免疫功能产生明显的调节作用。例如，坚持马王堆导引术练习能促进中老年女性体内生长激素（GH）、雌

激素（Estrogen）以及脱氢异雄酮硫酸盐（DHEA-s）水平的分泌及提高，促进体内新陈代谢的循环，在改善身体健康、延缓衰老、降低因衰老导致的各种慢性疾病的风险等多方面发挥了重要作用。坚持马王堆导引术练习不仅可以显著降低中老年人的体重，还能提高他们的平衡感、敏捷性和弹跳能力，增强他们的心脏、血液循环、消化抗炎等机体的活动；此外，坚持练习马王堆导引术还有利于帮助女性调节身体和内心的状态，提高盆底肌、腰背肌及腹肌的肌肉力量，改善尿失禁状况，提升体形。缓解女性在经期、孕期、更年期等不同阶段所面临的身心问题，提高女性的健康水平和生活质量。尤其对于想要保护皮肤和改善心脏功能的人来说，坚持定时练习马王堆导引技巧是一个很好的选择。

五、马王堆导引术促进青少年健康的实践与应用

青少年处于身心发展的关键时期，马王堆导引术的定时练习有助于促进他们的骨骼、肌肉、内脏等器官的发育，提高他们的身体素质和免疫力，预防疾病的发生。此外，有研究发现马王堆导引术能够通过神经-内分泌-免疫系统网络降低大脑皮质的兴奋度，促使心身平静，长期锻炼则有助于保持大脑皮质低兴奋度。因此，马王堆导引术能帮助大学生及青少年进行身心调节，缓解焦虑、抑郁等负面情绪和压力，使他们精神状况更加愉悦，对于大学生及青少年心理健康方面有很好的治疗效果。同时，还有助于培养他们坚持不懈、认真专心等意志品质和良好的道德修养。有高校把马王堆导引术列为必修课程之一。（如图4-4）

六、马王堆导引术在其他方面的实践与应用

马王堆导引术除了以上方面的实践与应用外，还通过促进身体的新陈代谢，加速排出体内毒素，有助于人们美容养颜。长期坚持练习，更能使肌肤光滑细腻，减少皱纹。马王堆导引术作为我国古老的导引方法，具有丰富的文化内涵和文化传承，在教育领域有重要的实践应用价值。尤其在学校的体育教育中，马王堆导引术可以作为一项传统体育项目进行推广。通过学习和练习导引术，学生不但增强身体素质，培养了运动能力和协调性，同时也了解和传承中华优秀传统文化。在艺术教育和舞蹈、音乐等专

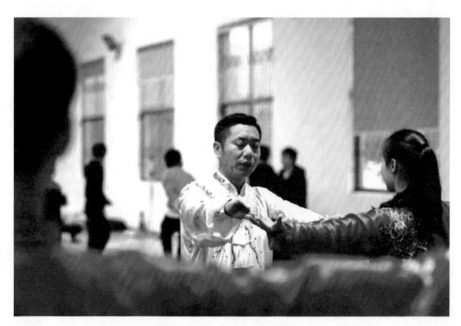

图 4 - 4　湖南中医药大学教练指导学生练习马王堆导引术

业中，马王堆导引术也有着独特的应用价值。例如将马王堆导引术作为教学素材，与艺术相结合，通过艺术手段展示导引术的美学价值，让学生了解中华传统文化的韵律和节奏感，激发丰富的灵感，提高他们的艺术表现力和创作能力，创造出具有创新性的艺术作品。目前，随着旅游业快速发展，旅游养生的概念逐渐受到人们的关注。马王堆导引术作为一种具有特色的养生方法，有研究者在旅游景区或旅游度假区等地积极推广，为游客提供一种独特的养生体验。随着人们对健康的日益重视，中医养生的普及，相信马王堆导引术的应用将会更加广泛。马王堆导引术作为中华传统文化的重要组成部分，承载着丰富的历史和文化信息。通过学习和推广，有利于我们增强民族文化自信，传承和发展传统文化。

七、展望

综上所述，马王堆导引术作为古老的导引方法，具有丰富的科学内涵，可以显著提升人体的免疫力、缓解焦虑情绪，并且有效地预防或减轻一系列慢性病症的发展。通过对其进行科学研究，可以深入了解其作用机制和效果，为导引术的进一步发展和应用提供科学依据。此外，马王堆导引术作为一种具有深厚文化底蕴和广泛应用价值的养生方法，对于现代社会具有重要的意义。通过加强宣传推广、学术研究、教育普及、创新发展和国际传播等方面的努力，可以更好地发挥其在身心健康、传统文化传承、社区建设、旅游开发等方面的作用，为人类社会的进步和发展做出贡献。马王堆导引术不仅是一种养生的方法，也是一种蕴含哲学思想的智慧。通过深入研究和理解导引术，我们可以更好地探索中华传统文化的哲学内涵，为我们现代人的生活提供启示和指导，帮助我们更好地面对生活中的挑战和问题。马王堆导引术还可以通过各种形式的教育和宣传活动，向广大群众普及健康养生的知识和方法。

第三篇　创新发展

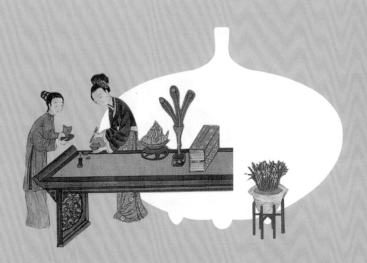

第五章　马王堆导引创造性转化与创新性发展

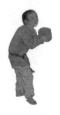

第一节　马王堆导引创造性转化

一、活化：与现代技术的结合

（一）马王堆导引与数字媒体的整合

在探讨马王堆导引与数字媒体的整合，特别是与 VR（虚拟现实）和 AR（增强现实）技术的结合时，我们首先需要明确的是，这种整合的目的不仅仅在于利用现代技术传承古老的文化遗产，更在于如何通过这些技术提升学习体验，使得马王堆导引术能够以更加吸引人、易于理解的方式被现代社会所接受和实践。

1. 在深入探索马王堆导引与 VR 技术的结合时，我们可以进一步拓展其应用，创造一个更加丰富和多元的学习体验，让传统文化在现代社会焕发新生。

（1）虚拟历史场景的重现：利用 VR 技术，可以将学习者带到马王堆汉墓的原始场景，让他们在一个三维重建的汉代环境中开始他们的导引学习旅程。这种历史场景的重现不仅提供了一个历史感十足的练习空间，更重要的是，它能够帮助学习者在视觉和情感上与这项古老的健身术建立连接，增强他们的学习动力和历史认同感。在这样的环境中，每一处细节，从古代服饰到周围的自然景观，都经过精心设计，以确保尽可能真实地反映出汉代的生活环境。

（2）互动式虚拟导师：在这个虚拟的世界中，虚拟导师不仅仅是演示动作的模型，更是通过高级人工智能技术驱动，能够与学习者进行实时的交互和反馈的对象。这个虚拟导师可以根据学习者的动作表现给出个性化的指导，比如调整动作的精度、提醒呼吸节奏，甚至根据学习者的体能状态推荐适合的导引练习体式。此外，虚拟导师还能够讲解每个动作的历史背景和健康益处，让学习者不仅学会动作，更深入了解马王堆导引的文化和科学价值。

（3）交互式学习工具：通过配备虚拟手套和其他感应设备，学习者可以在 VR 环境中模拟出精准的导引动作。这些设备能够捕捉学习者的每一个动作，并通过 VR 环境中的即时反馈，如视觉和听觉信号，帮助学习者纠正动作，提高练习的准确性。例如，如果学习者的手臂位置不够高，虚拟环境中就会出现指示箭头或语音提示，引导学习者调整至正确的位置。这种交互式的学习工具极大地提高了学习的效率和趣味性，使得马王堆导引的练习不再是单一的模仿，而是一个充满反馈和调整的过程。

（4）虚拟社区的建立：在 VR 环境中，学习者不仅可以个人练习，还可以加入虚拟的导引社区，与来自世界各地的同好者一起练习和交流。这个虚拟社区提供了一个平台，让学习者分享经验、讨论进步，并共同参与到马王堆导引的传承和创新中。社区成员可以共同参与虚拟导引课程，互相观摩学习，甚至举办虚拟导引比赛，激励大家持续练习和提高。

通过这些拓展和延伸，马王堆导引与 VR 技术（图 5-1、图 5-2）的结合不仅让传统文化以一种全新的方式呈现给现代社会，也开辟了一条传统文化教育与科技创新相结合的新路径。这种创新的学习方式有望吸引更多年轻人参与到传统文化的学习和传承中来，让马王堆导引这一宝贵的文化遗产得以在新时代绽放新光彩。

2. AR 技术的应用为马王堆导引的学习和练习提供了一种全新的途径，将传统文化的传承与现代科技完美结合，以创新的方式激发学习者的兴趣和深化学习者的参与度。在深入探索 AR 技术如何为马王堆导引的学习提供支持时，我们可以进一步挖掘这项技术的潜力，创造更加丰富和互动的学习体验。

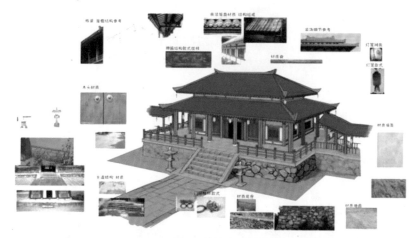

图 5 - 1　马王堆 VR 数字体验馆

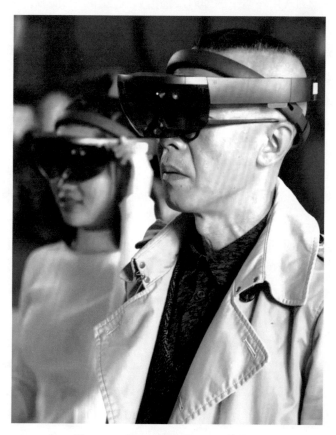

图 5 - 2　湖南省博物馆 MR 眼镜体验

（1）实景融合的学习体验：通过 AR 技术，马王堆导引的练习不再受限于特定的地点或环境。学习者可以在自己的家中、办公室，甚至是户外的公园，通过智能手机或 AR 眼镜即刻进入一个与真实世界融合的虚拟导引学习环境。这种实景融合的学习体验不仅让学习者在熟悉的环境中练习，降低了学习的障碍，同时也让马王堆导引的学习更加灵活和便捷。

（2）个性化的互动指导：AR 技术可以根据学习者的具体需求和练习进度，提供个性化的互动指导。当学习者通过 AR 眼镜或智能手机镜头观看自己的动作时，系统可以实时分析动作的准确性，并通过图形、文字或语音的形式提供修改建议。这种即时反馈机制可以帮助学习者更快地纠正错误，提高练习的效率和效果。同时，AR 系统还可以根据学习者的体能和健康状况推荐最适合的导引系列和难度，确保练习的安全性和有效性。

（3）文化传承的视觉教育：除了提供动作指导之外，AR 技术还能够丰富马王堆导引的文化教育内容。通过在学习者的视野中叠加历史文化背景、导引动作的起源和健康益处等信息，AR 技术可以让学习者在练习的同时，深入了解马王堆导引的文化价值和科学依据。这种视觉化的学习方式不仅增加了学习的趣味性，也有助于提升学习者对马王堆导引文化的认同感和传承意识。

（4）社交互动的促进：AR 技术还可以促进马王堆导引学习者之间的社交互动。通过集成社交功能，学习者可以将自己的练习成果或学习心得通过 AR 应用分享到社交网络，与其他学习者交流技巧、分享经验。此外，AR 技术还可以支持远程协作，让学习者即使身处不同地点，也能共同参与到同一练习场景中，增强学习的互动性和社区感。（如图5-3）

通过这些拓展和延伸，AR 技术为马王堆导引的学习和练习提供了一个前所未有的平台，不仅使得学习更加直观和互动，而且深化了学习者对马王堆导引文化的理解和体验。随着 AR 技术的不断发展和完善，我们有理由相信，马王堆导引的传承与推广将会以更加生动和动人的方式，继续在现代社会中传播和发展。

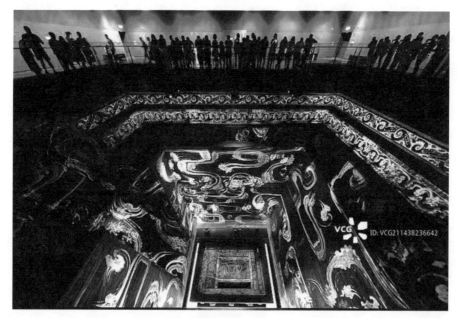

图5-3 湖南省博物馆辛追夫人墓坑3D投影室内场景

（二）现代艺术与导引文化的融合

在现代艺术与马王堆导引文化的融合方面，艺术创新不仅是传承和弘扬这一古老文化的新途径，而且还是连接过去与现在，古典与现代的桥梁。通过将马王堆导引的元素与舞蹈、音乐及其他艺术形式相结合，我们可以创造出既有教育意义又具有艺术价值的作品，吸引更广泛的受众，尤其是年轻一代，让他们对传统文化产生兴趣，并参与到其传承与发展中来。

1. 舞蹈：动作美学与叙事结合

马王堆导引的动作本身就蕴含着深厚的哲学思想和对自然的颂扬，这与舞蹈艺术追求的表现力和情感传达不谋而合。创作以马王堆导引为主题的舞蹈作品，可以将导引的动作与现代舞蹈技巧相结合，创造出一种新的舞蹈语言。这种舞蹈不仅展现了导引动作的美学魅力，还能通过舞蹈的叙事和情感表达，让观众感受到马王堆导引背后的文化和哲学意义。通过现代舞台技术的加持，如灯光、音效和多媒体投影，这些舞蹈作品能够为观众提供一场视觉和听觉的盛宴，进一步加深其对马王堆导引文化的认识和兴趣。

2. 音乐：古典与现代的和声

音乐是跨越时间和空间的艺术形式，将马王堆导引的元素融入音乐创作中，是一种将古典文化传达给现代听众的有效方式。创作以马王堆导引为灵感的音乐作品，可以结合传统乐器和现代音乐元素，创造出一种新颖的音乐风格。这样的音乐不仅能够反映马王堆导引的古典韵味，还能与现代人的审美相契合，通过音乐会、在线音乐平台等多种渠道，让更多人有机会接触和欣赏到这种融合了传统与现代的音乐作品。

3. 视觉艺术：创新的表达方式

除了舞蹈和音乐，马王堆导引的元素也可以与绘画、摄影、视频艺术等视觉艺术形式相结合，创造出具有创新意义的艺术作品。例如，艺术家可以通过现代摄影技术捕捉马王堆导引动作的瞬间美，或者通过视频艺术重构导引的历史和文化背景，让观众通过视觉艺术作品深入了解马王堆导引的精髓。这些视觉艺术作品可以在画廊、艺术节、互联网平台等多种场合展出，吸引不同背景和兴趣的观众，增强他们对马王堆导引文化的认识。

科技工具在马王堆导引练习中的应用，特别是移动应用和穿戴设备，为传统文化的传承和现代健康练习提供了新的可能性。通过这些工具，可以大幅提高练习的准确性、效率和趣味性，同时也为导引文化的普及和接受度的提升开辟了新途径。

（三）科技工具在导引练习中的应用

科技工具在马王堆导引练习中的应用，展现了传统养生文化与现代科技的完美结合，不仅为个人健康管理提供了新的解决方案，也为传统文化的传播和接受开辟了新的途径。以下是对科技工具在马王堆导引练习中应用的进一步探讨和展望。

1. 移动应用的深化应用

随着人工智能和大数据技术的不断进步，移动应用在提供个性化马王堆导引练习方案方面的潜力巨大。利用算法分析用户的练习反馈、进步速度和健康数据，不断调整和优化练习计划，使其更加贴合用户的当前需求和目标。此外，集成社区交流功能，允许用户分享自己的练习经验和进展，不仅能够增强用户之间的互动，也能够促进知识的共享和学习动力的提升。

2. 穿戴设备的创新应用

穿戴设备的未来发展，可以朝着更加智能化和多功能化方向进步。例如，开发能够实时监测肌肉活动和关节角度的智能穿戴设备，帮助用户更精确地掌握马王堆导引的动作要领，同时减少运动损伤的风险。此外，结合 VR 技术，穿戴设备可以提供更加沉浸式的学习体验，如通过 VR 头盔进入一个模拟的古代环境中学习马王堆导引，使练习不仅是身体上的锻炼，也成为一次文化和历史的探索之旅。

3. 科技工具在文化传播中的角色

科技工具，特别是移动应用和穿戴设备，为马王堆导引文化的传播提供了新的平台和方式。通过这些工具，马王堆导引的教学和实践可以跨越地理和文化的界限，吸引全球用户的兴趣和参与。同时，收集的大量用户数据可以为导引文化的研究提供实证基础，帮助学者和教练深入了解现代人对传统养生文化的接受度和需求，从而设计出更加符合现代社会需求的练习内容和教学方法。

科技工具的应用不仅提升了马王堆导引练习的效率、趣味性和安全性，也为这一传统养生术的传承与创新提供了强大的支持。通过不断的技术创新和应用优化，科技工具有潜力进一步促进马王堆导引文化的全球传播和发展，同时也为探索传统文化与现代科技融合的新路径提供了宝贵的经验。未来，随着科技的进步和用户需求的多样化，科技工具在推广和教学马王堆导引方面将展现出更多可能性，为全球用户带来更加丰富和深刻的学习体验。

二、动态化：内容与形式的更新

（一）个性化导引练习的开发

为了深入讨论个性化导引练习的开发，尤其是在马王堆导引的框架内，我们需要从多个维度探讨如何根据不同人群的需求，制定出更加精准和有效的练习计划。这涉及对个体身体条件、年龄、性别以及生活习惯等因素的细致分析，以确保每个人都能从中获得最大的健康益处和文化体验。

马王堆导引，作为一种古老的中国养生术，其核心在于通过特定的体态动作、呼吸技巧和冥想练习，达到调和身心、促进健康的目的。在个性化练习方案的开发中，首先需要深刻理解这一核心理念，并将其作为指导原则，确保练习计划既忠实于传统，又能满足现代人的健康需求。

在更新和传承马王堆导引的过程中，我们面临着既要忠实于其古老传统，同时又需满足现代人健康需求。马王堆导引，这一源自中国古代的养生术，融合了道家思想和中医理论，通过一系列体态动作、呼吸技巧和冥想练习，目标在于调和身心与促进健康。在这一过程中，我们应当如何使这些核心理念与现代生活方式相融合，以确保这一传统练习既保留其本质，又能够满足现代社会的需求呢？

身心调和的现代实践　现代生活的快节奏和高压力常常导致人身心失衡。马王堆导引强调身体与心理的统一，通过练习可以帮助现代人缓解压力，提升整体健康。将导引练习与现代心理压力管理技巧相结合，开发出旨在减轻工作和生活压力的练习系列，可以更好地满足现代人的需求。

促进气血流通的科学解释　将中医的气血流通概念与现代医学的血液循环理论相结合，可以为马王堆导引提供更加科学的解释。通过解释导引动作如何帮助改善血液循环、增强免疫力和提升能量水平，可以使现代人更容易理解并接受这些练习。

顺应自然规律的生活方式调整　在现代社会，人们越来越意识到生态环境对健康的重要性。马王堆导引教导我们顺应自然规律，这一理念可以引导现代人调整自己的生活习惯，如饮食、作息等，以达到与自然和谐共存的目标。提倡季节性饮食、按自然节律安排工作和休息时间，这些都是将古老智慧应用于现代生活的方式。

长寿与养生的现代解读　随着现代医学的发展，人们对长寿和养生有了更多的期待和追求。将马王堆导引中的长寿养生理念与现代健康管理知识相结合，开发适合不同年龄、不同健康状况人群的练习计划，可以帮助现代人更有效地管理自己的健康。

内在修炼与外在调节的综合路径　在快节奏的现代生活中，内在的精神修炼和外在的身体调节变得尤为重要。马王堆导引提供了一种通过练习达到内外和谐的方法。现代化的实践中，可以通过结合现代心理学的理论，如正念冥想，来增强导引练习的内在修炼部分，帮助人们在繁忙的生活中找到心灵的宁静和平衡。

结合马王堆导引的内容与形式更新，既保持了对这一古老传统的忠诚，又满足了现代社会的健康和精神需求，我们可以看到，这种传统的养生术在当代社会中仍然具有极其重要的价值和实用性。通过对其核心理念的现代解读和应用，马王堆导引不仅能够为现代人提供一种有效的健康管理工具，同时也为传统文化的传承与发展提供了新的视角和动力。在全球健康意识日益增强的背景下，这种结合传统智慧和现代科学的健康练习方式，无疑为人们提供了一条通往身心健康的新途径。

（二）个体差异的评估

在开发个性化的马王堆导引练习方案时，综合评估参与者的个体差异是至关重要的一步，这不仅包括了对身体状况、生活习惯、心理状态以及文化背景的全面评估，还可纳入中医体质辨识的维度。中医体质辨识作为一个重要的评估工具，可以为个性化导引练习的制定提供更加精准的依据，确保练习方案不仅科学合理，而且能够更好地适应个体的身体和心理需求。

中医学认为，人的体质差异对健康状况和疾病的发生、发展有着重要影响。通过中医体质辨识，可以将个体分为不同的体质类型，如气虚体质、阳虚体质、阴虚体质、痰湿体质等，每种体质类型都有其特定的身体特征、情绪倾向和健康问题倾向。这种分类方法为个性化调整导引练习提供了更为科学的依据，能够帮助制定出更加符合个体身体和心理状况的练习计划。

融入中医体质辨识的个体差异评估

1. 身体状况评估

在评估身体状况时，中医体质辨识可以为导引练习提供更加精确的健康指导。例如，气虚质的人可能需要强化肺脏功能的导引动作，而痰湿质的人则可能需要更多促进新陈代谢和消除湿气的练习。

2. 生活习惯调整

根据不同的体质类型，中医提供了针对性的生活习惯调整建议，这些建议可以与导引练习计划相结合。比如，阳虚质的人需要避免寒冷环境和食物，导引练习中可以加入一些温阳补气的动作，同时建议在温暖的环境中练习。

3. 心理状态的辅助

中医体质辨识还考虑了不同体质类型的情绪倾向，这对于定制冥想和放松练习尤为重要。例如，气郁质的人可能会更容易经历情绪波动和压力，导引练习中可以加入更多帮助情绪释放和心理平衡的冥想方法。

4. 文化背景的融合

中医体质辨识本身就是中国传统文化的一部分，将其融入个体差异评估中，不仅可以提高导引练习的科学性和针对性，还能增加练习的文化深度和参与者的文化认同感。通过了解自己的中医体质类型，参与者可以更好地理解自己的身体和情绪，增强对传统文化的兴趣和尊重。

5. 通过将中医体质辨识融入个体差异评估中

使个性化导引练习的开发能够更加精细化和个性化，不仅能够为参与者提供更加科学和有效的健康练习方案，还能增强其对传统文化的理解和认同。这种方法不仅体现了中西医结合的理念，也展示了传统文化与现代健康管理相结合的可能性，为传承和发展马王堆导引文化提供了新的视角和方法。

（三）定制个性化练习方案

在对个体进行全面评估之后，下一步是根据评估结果，定制个性化的马王堆导引练习方案。这一过程需要密切结合马王堆导引的核心理念和技巧，同时考虑到个体的具体需求和限制。

1. 针对身体状况的调整

细化动作选择：对于身体状况的评估不仅停留在是否存在慢性疾病或肌肉骨骼问题，还应考虑个体的体能水平、柔韧性、平衡能力等。例如，对于初学者或体能较差的人，可以从简单、低强度的导引动作开始，逐渐过渡到更复杂的动作。

个性化恢复计划：对于正在康复中的个体，如手术后恢复或慢性疼痛管理，应设计具有恢复性质的个性化导引练习计划，重点放在促进血液循环、增强身体柔软度和减轻疼痛上。

2. 考虑生活习惯的练习时间

灵活的练习安排：除了根据个体的日常活动节奏安排练习时间外，还应考虑其工作性质和社交活动，为其提供多种练习时间选项，确保练习计划的可行性和持续性。

练习频率和持续时间：基于个体的生活习惯和时间可用性，定制合适的练习频率和每次练习的持续时间，避免过度负荷，确保练习既有效又不影响日常生活。

3. 基于心理状态的冥想指导

情绪管理：深入分析个体的心理需求，对于经常感到焦虑、抑郁的个体，除了强调呼吸调节和深度放松的练习外，还可以设计帮助提升情绪、增加正面能量的冥想练习，如感恩冥想、正念冥想等。

个性化心理支持：提供定期的心理支持会议，让参与者分享他们的练习体验和心理变化，根据反馈调整冥想和放松技巧的指导。

4. 融入文化元素

文化多样性：在考虑个体的文化背景时，应尊重和融入多样化的文化元素，特别是对于多文化背景的参与者，可以结合其独特的文化特点，设计包含多元文化元素的导引练习环境和音乐。

文化教育：在练习方案中加入马王堆导引文化的教育元素，如讲解导引动作的历史背景、文化意义，以及这些古老智慧如何与现代生活相融合，增强练习的深度和丰富性。以增加练习的舒适度和亲切感。

（四）实施和反馈

个性化练习方案的实施同样重要，需要确保个体能够正确理解和执行导引动作，同时定期收集反馈，根据个体的进展和反馈调整练习计划。

专业指导：提供专业的导引教练指导，确保动作的正确性和效果。

动态调整：根据个体的练习反馈和健康变化，动态调整练习方案，确保练习始终符合个体的当前需求。

长期跟踪：为每个练习者建立长期的跟踪记录，监控健康状况和练习效果的变化，以便持续提供最适合的个性化指导。

（五）综合健康管理

生活方式指导：除了导引练习外，还提供关于饮食、休息、工作和休闲活动的综合健康管理建议，帮助个体建立更健康的生活方式。

心理健康支持：提供必要的心理健康支持和咨询，帮助个体应对生活中的压力和挑战，促进心理健康。

通过这一综合性的开发框架，个性化马王堆导引练习方案不仅能够有效地满足现代人的身体和心理健康需求，还能够深入体现马王堆导引的核心理念和文化价值。这种方法不仅强调了导引练习的个体化和专业化，也展现了对参与者全面健康的关怀，从而确保马王堆导引在现代社会的传承和发展既忠实于其传统根基，又能够适应现代生活的多样性和复杂性。

三、利用社交媒体进行导引知识的传播

在当今社会，社交媒体已成为传播信息、分享知识并促进文化交流的重要渠道。对于马王堆导引这样的传统文化而言，利用社交媒体的广泛覆盖和影响力不仅可以增加公众对其的认识，还能激发人们的学习兴趣，促进文化的传承和发展。以下是通过社交平台推广导引文化的策略和效果的深入探讨。

（一）策略

1. 制作高质量的内容教学视频

多层次教程：开发系列化的教学视频，从基础到高级，逐步引导学习者深入了解马王堆导引。每个级别的教程应配有详细的动作分解，讲解动作的正确姿势和常见错误，以及如何根据个人的身体条件进行适当的调整。

健康益处说明：每个动作或系列练习后，附加专段解释其对健康的益处，如何影响身心健康，以及科学研究支持的证据（如果有的话），使内容更具说服力。

2. 文化分享

历史与文化背景：通过精心制作的文章和短视频，讲述马王堆导引的起源、发展历程以及其在中国传统文化中的地位和意义，使学习者不仅学习到技巧，也能深刻理解其文化价值。

现代社会应用：分享马王堆导引在现代社会中的应用案例，如在减压、治疗慢性疾病、提高生活质量等方面的实际效果，增强内容的相关性和实用性。

3. 利用多种社交平台

短视频平台：利用短视频平台的流行趋势，制作吸引眼球的导引动作

展示、快闪挑战等，鼓励用户参与和分享，迅速提升知名度。

长篇内容发布：在微博、微信等平台发布深度文章和访谈录，针对对导引文化有深入兴趣的受众群体，提供更加丰富和系统的信息。（图5-4、图5-5）

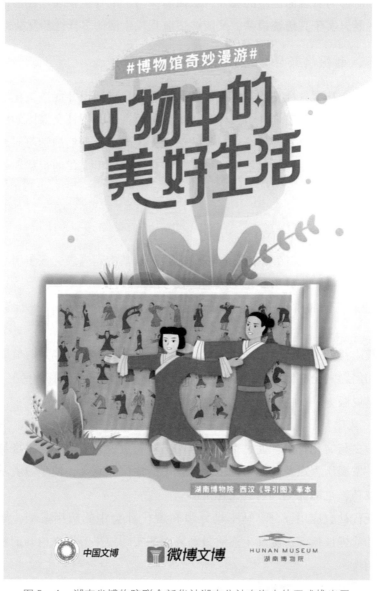

图5-4　湖南省博物院联合新华社湖南分社在海内外正式推出了
四集中英文系列动画视频《我的生活有点美》

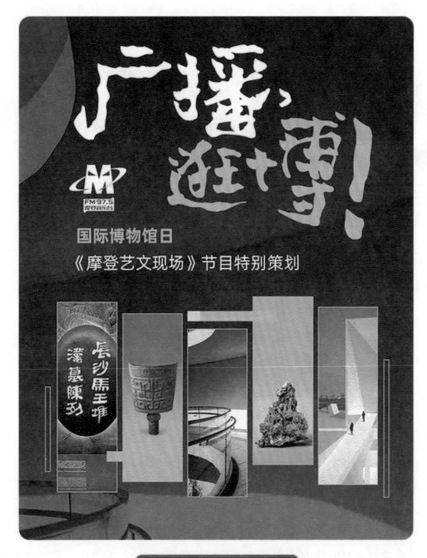

图 5 - 5   湖南省博物馆携手 FM97.5 湖南人民广播电台文艺广播推出
国际博物馆日系列节目《广播逛搏》

在线课程：合作开设在线导引课程，提供结构化学习路径，并结合线上互动，为学习者提供更加个性化的学习体验。

4. 社区建设与互动

社群平台：建立专门的导引练习社群，该社群不仅是学习交流的场

所，也是分享个人练习经验、提问和解答疑惑的平台，增强学习者之间的互动和支持。（图5-6）

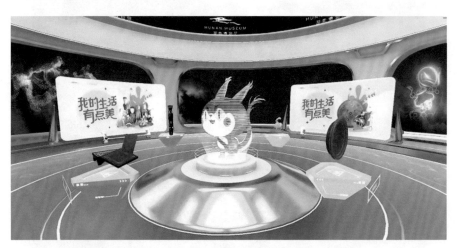

图5-6　湖南省博物馆"导引图"数字文创上线鲸探 APP

在线活动：定期举办各类在线活动，包括专家讲座、互动问答、练习挑战赛等，利用游戏化元素和奖励机制激发用户的参与热情，同时提供反馈和认可，增强社群的凝聚力。

通过这些策略的实施，不仅能够在社交媒体上有效地推广马王堆导引文化，还能够激发公众对这一传统养生术的兴趣和参与热情。高质量的教学内容和文化分享可以提升公众对马王堆导引的认识和尊重，同时，通过利用多种社交平台的独特特性，针对不同的受众群体进行定制化的推广策略，确保信息的广泛传播。

社区建设与互动的策略不仅能够增强学习者的参与感和归属感，还可以促进学习者之间的交流和支持，形成积极向上的学习氛围。通过定期举办的在线活动，可以维持社群的活跃度，同时提供持续的学习动力和兴趣点，进一步深化学习者对马王堆导引文化的理解和实践。

综上所述，通过制作高质量的内容、利用多种社交平台和建设活跃的社区进行互动，可以有效地推广马王堆导引文化，使其在现代社会中得到传承和发展。这种综合性的推广策略不仅能够吸引更多人了解和参与马王堆导引，还能够促进传统文化与现代社会的融合，为推广中国传统文化提供新的思路和方法。

（二）效果

通过社交媒体的有力推广，马王堆导引文化在全球范围内的认知度和参与度显著增长，特别是在年轻一代中。这种现象凸显了社交媒体作为传播渠道的强大力量，以及它在促进传统文化传承与现代生活融合方面的关键作用。

提高知名度和参与度：利用短视频和社交网络的普及，马王堆导引以全新的方式呈现给了公众，尤其是对健康和养生感兴趣的年轻人。社交媒体的互动性和即时性让优质内容能迅速被推荐和传播，使其不仅在国内，也在国际上引起了广泛的关注。这种跨文化、跨时代的传播效果，让更多人开始关注和参与到马王堆导引的学习和实践中来。

文化传承与现代融合：社交媒体上的内容创新，使得马王堆导引不再仅仅局限于传统练习方法的介绍，而是以更加生动和贴近现代人生活方式的形式展现。例如，分享马王堆导引如何帮助现代人管理压力、提高睡眠质量等实用内容，不仅增强了导引文化的实用性，也让传统养生术与现代生活紧密相连，提高了公众的接受度和参与意愿。

增强社区互动与反馈：社交媒体平台上的互动特性，为马王堆导引学习者提供了一个分享、交流和互助的社区环境。用户可以分享自己的练习经验，提出问题并获得即时反馈，这种开放和互助的氛围极大地激发了学习者的学习热情和练习动力。同时，用户反馈也为内容创作者和导引教练提供了宝贵的一手资料，用于不断优化和调整教学内容和方法。

促进国际交流与推广：社交媒体的全球覆盖能力，使得马王堆导引跨越文化和地理的界限，被世界各地的人们所了解和学习。通过多语言的内容分享，国际友人可以更容易地接触到这一中国传统文化，促进了文化的国际交流和理解。这种跨文化的传播，不仅提升了马王堆导引的国际形象，也为促进全球健康和谐作出了贡献。

社交媒体作为马王堆导引传播的强大工具，不仅有效提高了公众的认知度和参与度，也促进了传统文化与现代生活的完美融合。通过持续的内容创新、社区互动和国际交流，马王堆导引文化得以在全球范围内传承和发展，展现了传统养生术在现代社会中的活力和魅力。这一过程强调了不断优化和更新交流策略的重要性，以及聆听和融合用户反馈的价值，共同为保护和弘扬传统文化贡献力量。在这个过程中，专家的见解和用户的实际体验反馈成为不可或缺的宝贵资源，它们不仅指导着内容的创造和优化，也促进了教学方法和传播策略的创新，确保马王堆导引在满足现代人需求的同时，继续保持其深厚的文化内涵和独特的养生价值。未来，随着社交媒体技术的不断进步和用户互动方式的多样化，马王堆导引的传播和教学将展现出更多可能性，为传统文化的现代传播开辟新的路径（图5-7）。

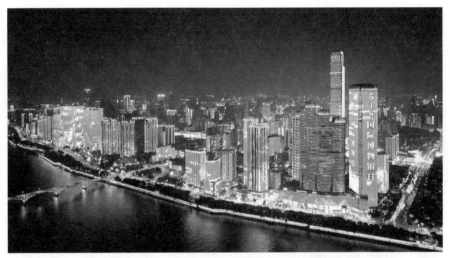

图5-7 以"5.18"国际博物馆日为主题的主题灯光秀

第二节 马王堆导引创新性发展

一、应用化：日常生活中的融合

（一）导引术在健康管理中的作用

随着现代生活节奏的加快和工作压力的增大，越来越多的人开始关注自身的健康管理。作为一种古老而有效的健身养生方法，马王堆导引术在现代社会中正逐渐受到重视，主要聚焦于亚健康保健及体质调养、中老年慢性病、筋骨损伤及康复、体适能及运动性疲劳等领域，马王堆导引术在以上各领域中发挥着重要作用。

1. 在亚健康保健及体质调养方面

随着现代生活节奏的加快，亚健康状态逐渐成为一个普遍存在的问题。亚健康不仅表现为身体上的不适，更涵盖了心理上的压力与焦虑。现代都市病中的肩周疼痛、颈椎疼痛、眩晕症属常见病症，与机体疲乏无力、精神不济等不良症状，都属于常见亚健康疾病。

马王堆导引术作为一种古老而有效的健身养生方法，对于亚健康状态的调整与体质的调养有着显著的效果。导引术强调呼吸与动作的协调配合，通过深呼吸与柔和的动作，使人体的气血得到充分的流通与调和。这种呼吸与动作的协调不仅有助于身心放松，更能够改善人体的新陈代谢，增强免疫力，从而达到缓解亚健康状态的目的。同时，导引术的动作设计合理，能够针对性地锻炼人体的各个部位，提高身体的柔韧性与协调性。通过长期的导引练习，人们可以逐渐改善体质，增强身体素质，提高机体对各种环境的适应能力。如马王堆导引术第一手式"挽弓"，通过手臂胸廓开合，调节胸中之肺气，并在转体伸臂的过程中，导引肺气沿着手太阴肺经方向运行。通过扩胸展肩、抬头提髋，有效刺激内脏部位及拉伸肩颈部肌肉，配合呼吸吐纳，有效改善或祛除胸闷、气喘等不适症状。马王堆导引术第四式"龙登"，通过两臂撑展，通畅三焦经，并以指为针，点按大包穴，这些功法动作能疏导经脉、畅通气血，对于人体松懈粘连具有较好的预防和治疗效果，长期坚持练习可舒缓人体因经络阻塞所引起的各类疼痛和胸闷气喘等不适症状，从而达到保护人类身体健康，养生长寿的功效。

现代学者研究表明马王堆导引术可改善大学生体质，有调理偏颇体质的效果。有学者采集红外热成像图后对试验组进行马王堆导引术锻炼3个月，发现试验组胸腹部腧穴（膻中、神阙、气海、关元）、背部膀胱经腧穴（肺俞、肾俞）、四肢腧穴（劳宫、内关、三阴交、太溪）温度高于对照组，表明阴虚体质大学生重要腧穴温度及红外热图表现存在差异，马王堆导引术对于阴虚体质大学生具有良好的干预效果，其腧穴温度及红外热图表现得到了明显改善，因此坚持长期练习马王堆导引术对于阴虚体质的改善具有较好的效果。

2. 在中老年慢性疾病方面

马王堆导引术动作的创编结合了人体的经络理论，其中导引能疏通气血运行的路线，促进身体的经筋牵伸。其中每一个动作都对应着十二经络中的一经。马王堆导引术的动作编排以及自我练习是要按照一定顺序来进行的。例如：从预备势开始进入状态，首先调整身体姿态，然后进行气息调整、心态调整，从而完成气血的调整。十二个动作分别对应着十二经络，每一次的练习都将配合气血经脉的运行规律，最后以引气归元作为整套功法的结尾，提升自身的身体状态和素质。

中老年人群是慢性病的高发人群，如糖尿病、高血脂、冠心病、高血压等。这些慢性病不仅影响中老年人的身体健康，更给他们的生活带来了极大的不便。

2 型糖尿病这种慢性代谢性疾病，具有进展性的特点，患者的血糖会随着病程的延长逐渐升高。特别是中老年群体，2 型糖尿病的患病率较高。从中医经络理论分析，马王堆导引术对中老年糖尿病及其并发症有良好的防治作用。比如挽弓式，其调节的经络是手太阴肺经，而手太阴肺经气盛有余的症状特征多见：腰酸背痛、手脚冰冷、虚汗淋漓、频繁小便等等，而 2 型糖尿病患者的特征之一就是尿频，若患者经常练习这一式，则可以缓解多尿症状。引背式，其调节的经络是手阳明大肠经。本经所属穴位的针对性病理表现主要是：口干舌燥，流清涕或出血，咽喉肿痛，肩酸背痛等。而引背正是以食指为轴进行旋转，从食指端经肘外侧的旋转运动，最终回到鼻翼两侧的位置，这一式的练习可以减轻眼睛的干涩以及由此引起的并发症状。凫浴式，其遵循的经络是足阳明胃经。其主要治疗的病症为：消化系统、神经系统疾病，具体表现为眼耳口鼻等多发症状，这与 2 型糖尿病的并发症症状相符，练习此式有利于改善相关症状。龙登式，其调节的经络是足太阴脾经，脾经失调主要与脾的运化功能失调有关。中医认为脾为后天之本，对于维持和促进消化功能至关重要，它能够及时将食物营养吸收并转化为身体功能所需的气血精微。脾脏经络一旦出现问题，人体便会出现腹胀、腹泻、身重无力等病理表现。通过"龙登"体式的练习，以下蹲、起立、仰头、低头、压腕等一系列动作牵动足太阴脾经来调理气血，缓解相应症状，这对 2 型糖尿病患者症状改善有益处。

现代医学研究也表明运动可促进肌肉和组织对糖的利用，使血中胰岛素水平下降，直接或间接有利于对控制血糖，并提高胰岛素敏感性，改善胰岛素抵抗，防治代谢综合征。马王堆导引术属于中等强度的有氧运动，可以增加肝细胞、脂肪细胞和肌细胞膜胰岛素受体结合力，通过这些受体结合可以减轻胰岛素抵抗，提高胰岛素的敏感性，改善高胰岛素血症。

此外，马王堆导引术这一有氧运动可以促进脂肪组织分解，减少体内脂肪，降低血脂。有课题研究，通过安排练功组每周集体练习 3 次，每次练习 1 小时，共 20 周，练功强度控制为中等强度，研究结果提示：高密度脂蛋白（HDL）、超氧化物歧化酶（SOD）和谷胱甘肽过氧化物酶（GSH-Px）表达水平明显高于练功前，甘油三酯（TG）、总胆固醇（TC）和丙二醛（MDA）表达水平明显低于练功前，说明马王堆导引术锻炼对改善中老年女性的血脂代谢有一定的积极效果，对中老年女性的自由基代谢产生积极的改善效果。

随着年龄的增长，中老年人动脉血管弹性下降，加之现今生活质量的提升，食物途径摄入油脂过多，超量的血脂附着在血管壁上，形成粥样硬化斑块积聚，且血管弹性降低可导致血管中血流速度减缓，是最常见的心血管疾病之一，也是导致脑卒中、冠心病、心力衰竭等疾病的重要危险因素。导引术第二式"引背痛"动作，主要经由手阳明大肠经。拱背提踵，手臂轻微抬起，夹角约 30 度，重心右移，左脚向前迈，两手臂外展，接着重心前移，两臂向上摆动。意念由商阳穴发出，经过合谷穴、曲池穴等，最终到达鼻翼外侧迎香穴。合谷穴位于大拇指和食指之间，一般高血压患者在此处的脉动现象比较强烈，练习该动作时会刺激到合谷穴，可以缓解颈部血管堵塞紧张，从而达到降血压的目的。第三式"凫浴"，主要经由足阳明胃经，以腰为轴进行转动，手臂向后摆动，头转向与手臂摆动相反的方向，同时顶髋，意念由承泣穴，经过人迎穴、天枢穴等，最后到达脚趾第二节外侧的厉兑穴。其中人迎穴位于人体喉结旁的颈部动脉处，此穴位对于胃经起着至关重要的作用。"凫浴"式会使头部、颈部和腰部得到充分牵伸，疏通经络，扩张血管，降低血液的黏稠度，血流速度平缓，进而降低心率，达到一定的降血压效果。第二式"引背痛"和第三式"凫浴"搭配起来练习，使肺和大肠气机舒畅，从而可以平降肝火，其中合谷穴的刺激可以升清降浊，泻火降压。第九式"雁飞"动作，主要经由手厥阴心包经：两腿微屈，两手臂缓缓抬起，头部向左转动，目视左掌，接着向右转动，目视右掌，意念由天池穴，经过曲泽穴、内关穴等，最终到达中冲穴。其中内关穴位于手腕横纹上方约三指距离，做该动作时，手臂的上升和下降会牵动内关穴的运行，改变血管的收缩和舒张，从而调节全身的血压。导引术第十二式"折阴"动作，主要经由足厥阴肝经，左脚向前迈进，右臂举起，右脚提起，重心前移，两臂内旋向上提起时，意念由大敦穴出发，经过太冲穴、曲泉穴等，最终到达乳房下侧的期门穴。其中太冲穴位于足背部一、二指中连线的凹陷处，练习该动作，力量从足底、足背发出，《灵枢·本输》："肝出于大敦，大敦者，足大指之端及三毛之中也，为井木；溜于行间，行间，足大指间也，为荥；注于太冲，太冲，行间上二寸陷者之中也，为腧。"肝脏的行气始于大敦穴，太冲穴的运行可使气血下行，防止上逆，造成肝气郁结，防止血压上升至头部。

冠心病也是中老年人群的常见疾病，是由于冠状动脉血管发生动脉粥样硬化病变、炎症、栓塞等而引起血管腔狭窄或阻塞，造成心肌缺血、缺氧或坏死而导致的心脏病，其症状可表现为典型胸痛，心前区不适，心悸，乏力，恶心，呕吐，心力衰竭甚至猝死等。高血压、血脂异常、超重或肥胖、高血糖或糖尿病，以及不良生活方式包括吸烟、不合理膳食（高脂肪、高胆固醇、高热量等）、缺少体力活动、过量饮酒，以及社会心理因素均是冠心病的诱发因素。在现有的治疗手段下，配合马王堆导引术的锻炼可以控制诱发因素，起到预防和缓解相关症状的作用。比如马王堆导引术第四式"龙登"，主要经由足太阴脾经，两腿弯曲缓慢下蹲，双掌向斜前方伸出，站立时，双掌上举过头顶，目视前方，随后手掌外旋，同时提踵。意念由隐白穴发出，经过三阴交、阴陵泉等，最终到达大包穴。其中三阴交位于小腿内侧上方约3寸，是足三阴的交汇处，可调理人体气血和气机，使心脏血压保持稳定，对冠心病的治疗有辅助作用。第五式"鸟伸"，主要经由手少阴心经，两脚与肩同宽，开步站立，手臂向内旋转，转动腰，接着腰带动手臂向外展开，俯身按掌，颈部、腰椎、胸椎逐渐伸拉，带动手掌活动。《素问·痹论篇第四十三》："脉痹不已，复感于邪，内舍于心，心痹者，脉不通，烦则心下谷。"神门穴是治疗心脏疾病的最佳穴位，可平心静气，缓解心悸。练习"鸟伸"动作可宽胸舒气，改善心脏功能，对冠心病的辅助治疗有很大的帮助。第七式"鸱视"动作，这个动作的要领是手臂牵拉，头部前屈，达到最大程度的拉伸。该动作主要发力部位是肩部、背部、小腿，背部的牵拉会刺激到厥阴俞，疏通周围的血管和经络，对预防和缓解心绞痛有一定的作用。第九式"雁飞"，主要经由手厥阴心包经，左臂向斜上方抬举，目视左方，随后左臂落下，右臂缓慢抬起，目视右方，形似大雁。练习该动作，可以牵动内关穴，从而疏通经脉、宽胸理气，缓解胸痛、心悸等症状。

3. 在骨伤及其康复方面

现今社会，生活节奏加快，电子设备逐渐普及，加之工作、学习压力大，颈肩腰腿痛患者随处可见。马王堆导引术结合了经络腧穴学和推拿按摩技术，通过调理气血、舒筋活络的方法来治疗疾病和促进康复。在骨伤及其康复领域，展现出独特的优势和作用。

《金匮要略》："四肢才觉重滞，即导引、吐纳……勿令九窍闭塞。"说明导引术对气血瘀滞具有调节作用，可以行气活血、疏经柔筋。有学者指出，导引术能提升大腿股四头肌为主的关节稳定性及运动肌肌力，协调肌肉以及周围软组织的生物力学机制，使关节稳定性得以维持、肢体动作精准流畅地实施，避免继发性应力损害对关节结构的破坏作用。同时，导引术可以通过促进静脉、淋巴管的回流作用降低炎性因子含量，从而缓解膝关节炎患者疼痛，同时肢体运动能扩散滑液到关节腔，濡养关节软骨，并排除代谢废物；在运动中适度的肌肉压力可以预防骨质疏松。导引术还具有伸筋拔骨的动作特点，增强肌力的同时可增加肌肉柔韧性。导引术动作，可以牵拉督脉及足太阳经筋，舒展腰部经筋，提高脊柱的核心稳定性，松懈病变处软组织，达到改善脊柱活动度的目的。马王堆导引术还可以促进骨折部位的血液循环，加速愈合过程，减少并发症的发生。同时，导引术还能帮助恢复受伤部位的关节活动度，预防肌肉萎缩，促进受伤组织的修复。如马王堆导引术第十一式"仰呼"动作，包括：两臂上举、头后仰、挺胸塌腰、头转正臂外展、沉肩提踵、屈膝下蹲等6个主要动作，对增强肩颈部和核心肌肉力量、牵伸过度紧张的软组织、改善肩胛带的功能、促进血液循环、调节呼吸方式和伸展脊柱等方面有较强针对性作用，可有效应用于由于肌力失衡、呼吸问题导致的肩颈部疼痛、腰背部疼痛、胸廓出口综合征、肩胛骨动力障碍和上交叉综合征等相关疾病。

除了治疗和康复，导引术作为一种中等强度的有氧运动，在练习中强调呼吸的配合，闭气要求收缩会阴部及腹部，调动盆底肌以及腹部肌群的力量，有利于维持核心肌群的稳定性，预防再次受伤。通过调理气血、舒筋活络，增强身体的抗损伤能力和自我修复能力，减少运动中的意外伤害风险。这种预防性的治疗方法可以帮助运动员和日常生活中容易受伤的人群有效保护身体，降低受伤的可能性。

4. 在体适能及运动性疲劳方面

马王堆导引术在体适能及运动性疲劳方面的作用确实体现了其在中医养生领域的独特价值。体适能是身体在适应环境和面对挑战时所展现的综合能力，而马王堆导引术通过其全面身体锻炼的方法，有效地提高人体的力量、速度、耐力、灵敏度和柔韧性等体适能指标。

闭眼单腿站立时间是测量平衡素质的重要指标，反映人体平衡能力、位置感觉，视觉和本体感觉之间的协调能力的指标。有课题组研究显示，经过 3 个月的马王堆导引术锻炼，实验组的闭目单腿站立时间指标较实验前有显著性的差异，站立时间有明显的提高，短期的健身气功锻炼对中老年人下肢力量刺激较明显，使整体的稳定性增高，这表明马王堆导引术的锻炼可以有效地改善中老年人的平衡能力和本体感觉的协调能力。

反应时是对人体神经与肌肉系统的协调性和快速反应能力的测量，是反应灵敏素质的重要指标。经过 6 个月的马王堆导引术的锻炼，实验组的足反应时指标与实验前有非常显著性的差异，说明长期进行马王堆导引术的锻炼可以明显改善中老年人的神经系统的功能。

坐位体前屈是测量髋、脊柱以及腘绳肌伸展能力的重要指标。马王堆导引术是以肢体牵伸为主要运动形式的运动项目，十二体式结合十二经络的循序路线，牵拉不同的肌群，达到导引"引体令柔"的健身功效。有实验结果表明长期的马王堆导引术锻炼对中老年女性的柔韧素质有明显的改善作用。

此外，还有研究表明，导引术具有一定的消除运动性疲劳的作用，可以有效改善食欲、提高机体呼吸功能与无氧工作能力，并具有降低肌酸激酶（CK）、乳酸脱氢酶（LDH）的作用。通过深呼吸和导引术柔和的动作，有助于促进血液循环、排除体内代谢产物、减轻肌肉疲劳，帮助身体快速恢复体力。

总的来说，马王堆导引术在体适能及运动性疲劳方面的作用是全面而详尽的。通过练习导引术，不仅可以提升体能水平，增强身体各项功能指标，还可以调节身体内部系统，缓解运动性疲劳，提高机体运动表现。同时，导引术注重身心平衡，有助于提升心理素质和抗压能力，为人们的健康和运动发展提供全方位的支持和保障。因此，将马王堆导引术融入日常生活和运动训练中，可以为个体的健康和运动表现带来更多益处，对于运动员在比赛和训练中保持最佳状态、提高运动表现也具有重要意义。

5. 其他疾病方面

除了上述几个方面外，导引术还在其他疾病的防治方面展现出独特的作用。例如，导引术的动作和呼吸配合有助于改善呼吸系统的功能，对于慢性阻塞性肺病、哮喘等疾病有一定的缓解作用。对于神经系统疾病如头痛、失眠、神经衰弱等也有一定的缓解作用。通过柔和的动作和呼吸配合，导引术能够放松身心、调节神经系统功能，从而改善这些疾病的症状。此外，导引术还能够促进消化系统的蠕动、改善胃肠道功能，对于慢性胃炎、便秘等疾病也有一定的疗效。

同时，导引术还能够调节人体的内分泌系统、激素水平，对于内分泌失调引起的疾病如月经不调、更年期综合征以及一些产后病如压力性尿失禁等也有一定的治疗作用。压力性尿失禁是指体力消耗、打喷嚏或咳嗽等因素造成的，不能自主控制的尿液流出。该病属于盆底功能障碍性疾病，临床常见于女性，尤其是产后妇女，90％的患者因盆底组织松弛发病。马王堆导引术的起势动作"敛臀"会使骨盆周围肌肉韧带产生收缩，改善盆底尿道固有括约肌的功能，对于压力性尿失禁患者是一种良好的运动锻炼方法。"龙登"动作有助于压力性尿失禁的康复与治疗。身体前倾、屈膝下蹲可缓慢增加腹压，训练尿道外括约肌的控尿能力。伸展躯干及双臂可拉伸腹部肌肉，提拉骨盆，通过躯干及肢体的屈伸来增强骨盆的稳定性，改善盆底肌群功能状态；拉伸竖脊肌，提升核心肌群稳定性，改变骨盆姿态，改善骨盆前倾。第七式"鸱视"，联系足太阳膀胱经，通过折叠腰部增强盆底肌肌力，具有"动静结合、内外兼修、因人而异"的特点，可使机体气血调和、经脉通畅，使腰背肌、盆底肌等肌肉自主收缩，效果与凯格尔运动相似，对压力性尿失禁的康复具有重要作用，通过长期的导引练习，可以逐渐改善身体健康状况、提高生活质量。

（二）导引术在心理健康与压力管理中的应用

在当今快节奏、高压力的社会环境下，人们更需要关注心理健康和压力管理。传统的健康养生方式，如马王堆导引术，为人们提供了一种自我调节、舒缓压力的有效途径。尤其是中老年女性和学生这两个特殊群体，工作、生活和学习的压力，都可能导致心理问题的出现。马王堆导引术作为一种能够调节身心的方法，被越来越多的人所接受和喜爱。

1. 在心理健康方面

心理健康是一个人在心理上的良好状态，包括情感、思维、情绪等方面的平衡与稳定。在现代社会，人们面临着各种压力和挑战，容易导致心理健康问题，如焦虑、抑郁、情绪波动等。马王堆导引术作为古老的健康保健方法之一，对心理健康的提升具有积极作用。马王堆导引术注重呼吸调控和身心合一，通过深呼吸和专注力练习，帮助个体认识自己的情绪状态，学会调节情绪。这种练习有助于减轻焦虑、抑郁等负面情绪，提升个体的情绪稳定性和自我调节能力。有课题组通过对练功组进行马王堆导引术锻炼20周，每周集中练功3次，每次1小时，再运用简式心境状态量表（POMS）和焦虑自评量表（SAS）分别于实验前和20周练功后对实验对象进行问卷调查，调查显示练功组练功前后在紧张、愤怒、疲劳、抑郁、精力、自尊感、总分、总分均值、正评均分、反评均分等维度，均呈显著差异，表明马王堆导引术锻炼对中老年女性的心境产生了积极的影响，能降低中老年女性焦虑水平。也有学者通过对大学生采用文献资料法、问卷调查法、实验法、统计分析法综合进行研究，发现马王堆导引术干预后大学生心理健康水平有明显的改善作用，具体表现在 SCL－90（症状自评量表）中躯体化、人际关系敏感、抑郁、焦虑、精神病性和其他等因子方面。这些数据都表明长期坚持马王堆导引术锻炼，可以锻炼身体，增强体质，调整心态，陶冶情操，有效改善大学生心理健康状态，降低大学生紧张、焦虑的情绪。

2. 在压力管理方面

在现代社会，人们普遍面临各种压力源，包括工作压力、人际关系压力、经济压力等，长期处于高压状态容易导致身心健康问题。马王堆导引术作为一种传统的身心健康修炼方式，在压力管理方面发挥着重要作用。在练习过程需要集中注意力、保持专注，这有助于提高个体的心理韧性。长期坚持练习可以增强个体应对挑战和压力的能力，使其更具抗压能力，更能够应对生活、工作和学习中的各种困难。长期坚持马王堆导引术的练习可以促进身心健康的全面提升。通过呼吸调控和冥想练习，个体能够改善身体功能，增强免疫力，提升心理素质，从而更好地应对生活中的各种压力和挑战。有课题组以大学生作为研究对象，通过实验得出马王堆导引术能够改善大学生的心理健康，降低一定的消极思想，促进大学生挑战困难、挑战自我，提高大学生的抗挫力。

此外，马王堆导引术通过呼吸调控和身体放松练习，可以帮助个体放松身心，缓解身体紧张和压力，改善睡眠质量。有研究指出马王堆导引术可以改善睡眠质量可能有以下 2 个原因：一方面，适当的有氧运动可以提高睡眠质量。从运动类型上讲，马王堆导引术属于中小强度、非竞争性、规律性的有氧运动，运动可以加快新陈代谢，增加机体能耗，提高睡眠质量。另一方面，"气"是生命活动的基础，马王堆导引术练习者通过将注意力集中于经脉上，激发经气，以意领气，并通过不同招式的变换，使人体的"气"经过经络系统遍布全身，调整经络气血的功能活动，到最后引气归元，达到疏通经络、运行气血、协调脏腑和调和阴阳的目的，从而提高睡眠质量。导引意指"导气令和、引体令柔"，"导气令和"主要指通过调节呼吸之气达到调节体内气血运行的目的。马王堆导引术在习练过程中要求练习者体态放松、心情平和，强调呼吸深、匀、细、长，且部分动作要求利用呼吸引导动作达到"三调"的目的，即调身、调息、调心。腹式呼吸可增强横膈肌力量，刺激五脏六腑，促使气血顺畅，提高睡眠质量。如第五式"鸟伸"可扩张胸廓，有利于舒胸畅气等；第十一式"仰呼"通过举臂外展、挺胸呼气，可导引气的运行，调理三焦气机。

总而言之，马王堆导引术在心理健康与压力管理中的作用不可忽视。它不仅是一种传统的健康保健方式，更是一种宝贵的心灵修炼方式，对个体的身心健康和全面发展具有深远的影响。因此，推广和传承马王堆导引术，能让更多的人受益其中，对提升整个社会的心理健康水平都具有重要的意义和价值。

二、火热化：市场化与文化产品的开发

（一）健康产品与创意产品的市场化

随着健康意识的不断提升，健康产品市场正日益蓬勃发展成为一个巨大的产业。在这个趋势下，马王堆导引术作为一项融合了深刻文化内涵和实用价值的健身方式，自然成为市场中备受瞩目的选择。以马王堆导引为主题的健康产品，例如导引术教程、导引器材、导引服饰等，都受到了广大消费者的热情追捧。

与此同时，创意产品市场也为马王堆导引术提供了广阔的发展空间。通过与现代设计元素的巧妙融合，导引术的形象得以赋予更时尚、更年轻的特质，吸引了更多年轻群体的关注。有学者指出，中国古典舞融合了形神相符、动静结合、刚柔并济的要求，其最终体现了丰富的"情感"。古典舞动作中的基本元素包括"形""神""劲""律"，这些元素与马王堆导引术中的某些特点有着相似之处。例如，古典舞中的云手要求圆润的动作、连绵不断的节奏，仿佛是在胸前携带着一颗巨大的球体，这些特质正是古典舞中"律"元素的体现，而这种流畅、连贯的审美表达方式与马王堆导引术不谋而合。通过将导引术的动作与流行元素相结合，创作出独具特色的导引舞蹈，既保留了导引术的核心价值，又增加了观赏性和趣味性。如湖南中医药大学以科学性、全面性、娱乐性和可行性为原则，根据马王堆导引术创编出了马王堆工间操。这套操动作简单，节奏感强，音乐旋律优美，全套动作约 4 分钟 10 秒，经调查发现，练习马王堆工间操可有效锻炼人体肩颈部、腰背部、腿部和手臂等肌肉，缓解相关疲劳效果显著。

马王堆导引术通过创意产品的市场化发展，不仅延续了传统文化的魅力，还为现代人群提供了一种健康锻炼方式。这种结合古典元素与现代设计的创新，为健康产品和创意产品市场带来了新的活力，同时也促进了文化的传承和创新。随着健康意识的普及和人们对品质生活的追求，马王堆导引术作为一种结合传统与现代、文化与健康的文化产品，面临着广阔的市场前景与发展空间。

（二）推动导引文化旅游与体验活动

文化旅游是近年来兴起的一种旅游方式，它强调游客对当地文化的深入了解和体验。马王堆导引术作为一项融合了中国传统文化和健康理念的独特健身方式，不仅在健康产品市场中备受关注，也为文化旅游与体验活动提供了强大推动力。导引文化旅游可以结合历史文化、健康养生和旅游体验，为游客提供了一种全新的文化探索和身心健康体验。

通过组织导引文化体验旅游、工作坊和健康营等活动，游客可以亲身感受导引术的魅力，了解其背后的历史和文化内涵。这不仅有助于推广导引术，还能够促进当地旅游业的发展。

在导引文化旅游中，可以设置导引培训课程、体验活动、演示表演等项目，吸引游客参与并亲身体验马王堆导引术的魅力。同时，结合当地特色文化和景点，打造具有地方特色的导引文化旅游线路，丰富游客的旅游体验，促进文化交流与传播。

除了传统的文化旅游形式，现代科技也可以与导引文化相结合，通过虚拟现实、在线直播等方式，让更多人了解、体验和参与马王堆导引术。这种结合创新的方式不仅可以扩大导引文化的影响力，还可以吸引更多年轻人的关注和参与。

但在推动导引文化旅游与体验活动的过程中，需注意以下几点：一是要保护传统文化遗产，在推动导引文化旅游与体验活动的过程中，必须保护和尊重传统文化遗产，避免商业化过度和文化侵蚀。二是要提升导引师资质，培训和提升导引师的专业素养和技能水平，才能确保导引活动的质量和安全。三是要结合地方特色，针对不同地区的文化特点和旅游资源，打造具有地方特色的导引文化旅游线路，吸引更多游客。四是要整合资源合作：与旅游机构、文化机构、健康机构等合作，共同推动导引文化旅游与体验活动，促进资源共享与互补。（图 5-8、图 5-9、图 5-10）通过以上措施，马王堆导引术可以成为推动导引文化旅游与体验活动的重要推动力量，促进传统文化的传承与创新，为人们带来健康、快乐和文化的全方位体验。

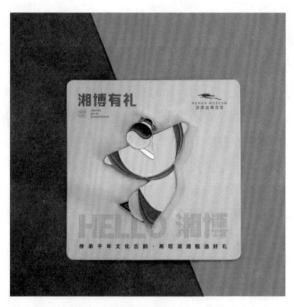

图 5-8　湖南省博物馆文创产品一（导引）

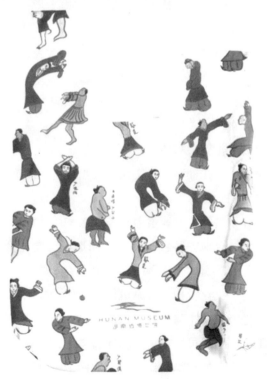

图 5-9　湖南省博物馆文创产品二（导引）

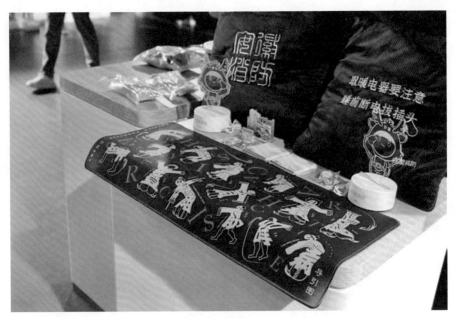

图 5 - 10　湖南省博物馆文创产品三（导引）

第六章　跨学科交流与马王堆导引

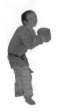

第一节　马王堆导引与现代医学的交叉融合

一、马王堆医学与现代预防医学的融合

（一）马王堆医学对现代预防医学的启示和贡献

马王堆医学和现代预防医学虽然时代背景和方法不同，但都致力于保障人们的健康和延续生命。古代医学的经验和现代医学的科学方法相辅相成，共同促进着医学领域的不断发展和进步。

马王堆医学作为中国古代医学的代表之一，对现代预防医学的启示和贡献主要体现在以下几个方面：一是强调预防胜于治疗，马王堆医学注重调整饮食、保持身心平衡、预防疾病的发生。这与现代预防医学的理念相契合，都认为预防疾病比治疗疾病更为重要。现代预防医学倡导健康生活方式、定期体检、疫苗接种等手段，有效预防疾病的发生，与马王堆医学有着相似的思想。二是注重个体化预防，马王堆医学强调个体的独特性，根据每个人的体质、病情制定个性化的治疗方案。现代预防医学也倡导个体化预防，根据个人的健康状况、生活习惯、遗传因素等制定个性化的健康管理计划，以提高预防效果。三是强调环境卫生和卫生教育，马王堆医学重视环境卫生和卫生教育，认为环境清洁、空气流通对于健康至关重要。现代预防医学也强调环境卫生和健康教育的重要性，通过改善环境、提高卫生意识，预防疾病的发生和传播。四是探索草药和药物预防，马王堆医学在草药和药物预防方面有着丰富的经验，如使用中药材预防疾病。现代预防医学也在不断探索药物预防的可能性，如疫苗接种、药物预防高危人群疾病等，以降低疾病的风险。

马王堆医学对现代预防医学的启示和贡献体现在强调预防胜于治疗、个体化预防、环境卫生和药物预防等方面，为现代预防医学的发展提供了宝贵的经验和启示。

（二）现代预防医学对马王堆医学中的预防理念的需求

现代预防医学通过科学的方法和手段，预防疾病的发生和传播，提高人民的健康水平。现代预防医学注重从生活方式、环境因素、疫苗接种等多方面入手，通过健康教育、疾病筛查、免疫接种等手段，有效预防各类疾病的发生。预防医学的理念是"宁预防勿治疗"，强调预防胜于治疗，是当今医学领域的重要组成部分。

现代预防医学的发展与社会的进步和人们对健康的关注密不可分。随着医学科技的不断进步和人们生活水平的提高，现代社会对预防疾病和促进健康的需求日益增加。现代预防医学的发展和需求主要在于预防慢性病、关注儿童健康、传染病防控、关注老年健康等。

随着生活方式的改变和环境污染的加剧，慢性病如心血管疾病、糖尿病、癌症等在人群中的发病率逐渐增加。现代预防医学致力于通过健康教育、定期体检、健康管理等手段，预防慢性病的发生和发展。儿童是国家的未来，他们的健康对社会的可持续发展至关重要。现代预防医学注重儿童的健康管理和疾病预防，包括婴幼儿免疫接种、儿童营养健康、儿童心理健康等方面。传染病的暴发对社会稳定和人民健康造成严重威胁。现代预防医学通过疫苗接种、卫生防护、传染病监测等手段，有效预防和控制传染病的传播。随着人口老龄化的加剧，老年人群的健康问题日益凸显。现代预防医学关注老年人的健康管理和疾病预防，包括老年慢性病管理、老年营养健康、老年心理健康等方面。总之，现代预防医学的发展与社会对健康的需求息息相关，预防医学的理念和方法将继续为人们的健康保驾护航。

二、马王堆导引与现代康复医学的融合

（一）马王堆导引术在康复医学中的应用前景

在康复医学中，马王堆导引术有着潜在的应用前景，主要体现在康复治疗、疼痛管理、促进功能恢复以及心理健康等方面。

1. 康复治疗

马王堆导引术可以通过调理气血、促进身体的自我修复机制，对各种疾病的康复治疗起到积极的作用。在康复医学中，可以结合马王堆导引术的理念和方法，帮助康复患者尽快恢复健康。

2. 疼痛管理

马王堆导引术的按摩、推拿等手法可以缓解疼痛、舒缓肌肉紧张，对于康复患者在康复过程中出现的疼痛问题有一定的帮助。结合康复医学的综合治疗，可以提高康复效果。

3. 促进功能恢复

马王堆导引术可以通过调理经络、促进气血流通，有助于促进康复患者的功能恢复。在康复医学中，结合马王堆导引术可以提高康复患者的康复效果，加快康复速度。

4. 心理健康

马王堆导引术注重身心平衡，可以帮助康复患者缓解焦虑、压力等心理问题，提升心理健康水平。在康复医学中，心理健康对于康复患者的康复效果至关重要。

（二）马王堆导引术在现代康复医学中的应用与发展

马王堆导引术是一种古代中医传统疗法，通过按摩、推拿、针灸等手法调理经络、促进气血循环，达到治疗疾病、恢复健康的目的。现代康复医学是一门综合性学科，旨在通过多学科合作，帮助患者恢复功能、提高生活质量，减少残疾和疾病对患者的影响。马王堆导引术在现代康复医学应用中十分广泛。

1. 应用于内科疾病康复

马王堆导引术能平衡阴阳、调和气血、疏通经络、扶正祛邪和强筋健骨，对治未病、治已病具有一定的疗效。马王堆导引术通过调身、调心、调息，发挥运动疗法和心理疗法，促进心脏康复，即修复阳气的运动，针对心脏康复分期有明确的健身气功指导推荐，对于心脏康复中西医结合治疗具有较好的临床指导意义，简单易学易练，健身针对性强，适合 3 期心脏康复患者，此外，应用于中老年 2 型糖尿病患者控制血糖，长期锻炼对辅助治疗 2 型糖尿病的疗效显著。

2. 应用于外科疾病康复

马王堆导引术的动作设计通过模仿动物行为以防病治病，如"鹤舞"模仿白鹤翔鸣的姿态，"龙登"想象龙行登天的形态，以达到导气养生的功效。"引"有治病之意，如引腰（引腰痛）、引背（引背痛）、引腹（引腹中）、雁飞（引头风），动作名称中以"引"字开头，说明其有治病疗效。"引腰"动作对腰肌劳损及颈背部劳损具有明显功效，在做后仰或前曲动作时明显灵活，拉伸脊椎骨，松解肩胛骨肌肉，可达到壮腰固肾、畅活气血、强骨实髓、聪耳补脑、滑利腰脊和强腰腹力量的效果，可应用于调护腰酸背痛、颈项僵直、手指发麻、腿脚无力等疾病症状。此外，马王堆导引术对于中老年慢性疾病中腰椎间盘突出症、退行性关节炎、肩周炎、颈椎病等都有较好的疗效，但需要建立个体化运动方案。例如，腰椎间盘突出症多通过"小燕飞"等运动康复改善症状，但对于中老年人而言动作难度偏大，很难达到动作要求，难以长期锻炼，相比而言，健身气功马王堆导引术更适合，并能有效改善症状。

3. 改善生理水平

马王堆导引术对心血管功能、免疫功能都呈现较好的调节效果。可改善血脂代谢和自由基代谢，可辅助控制血糖水平，且对血管内皮功能有积极作用，能改善经络循环，促进关节和血液循环，调节高血压程度等级、肺活量体质量指数、高血脂等级等指标，从而改善免疫功能。长期锻炼马王堆导引术亦能调节中枢神经功能。

4. 改善消化系统疾病和偏头痛

多中心临床科研试验探索出不同心脏康复人群适宜的健身气功类型、运动时间和运动强度，形成马王堆导引术针对不同疾病的运动方案。

5. 提高心理水平

马王堆导引术在保健预防、祛病治疗、心理调节等方面呈现出较好的中医养生实践价值，能通过神经-内分泌-免疫网络使中枢神经系统兴奋性下降，有助于提高免疫平衡能力，改善身体功能，使其处于入静状态，达到身心相互作用的效果，并且长期锻炼能够使脑皮层保持低度兴奋，有利于脑皮层功能活动的有序性、整合性和连贯性。还能调节生理相干与自主平衡系统，时域指标和频域指标均发生显著性变化，可降低交感神经系统的兴奋性，并提高了迷走神经系统的兴奋性。练习前后躯体功能、躯体疼痛、总体健康、生命活力、心理健康5个维度方面呈现显著性改善。

6. 改善抗挫心理能力

促进心理健康，降低消极思想。通过以世界卫生组织与健康有关生存质量测定量表（World Health Organization Quality of Life-Bref，WHOQOL-BREF）为研究工具，发现马王堆导引术对高血压患者在心理、生理、社会关系领域、环境领域都有一定的改善作用。运用简式心境状态量表（Profile of Mood States，POMS）和焦虑自评量表（Self-rating Anxiety Scale，SAS），评估马王堆导引术改善心境状态和焦虑水平，紧张、愤怒、疲劳、抑郁、精力、自尊感等，能有助于降低愤怒、疲劳、抑郁等指数，促进精力、自尊感指数等积极情绪明显上升。马王堆导引术能够调节心境状态，可应用于癌症患者否定期、愤怒期、抑郁期等心理不适阶段，帮助患者调身、调息、调心，维持积极的心态。

第二节　国际合作与马王堆导引的交流提高

一、马王堆导引的国际传播与影响

（一）马王堆导引在国外的传播历程

1974年，考古学家在湖南长沙的马王堆三号墓中发现了这幅西汉早期的保健运动帛画。这幅图共有44幅小型全身导引图，展示了不同性别和年龄的人物在进行各种锻炼。这幅帛画是中国迄今为止发现的最早的健身帛画，不仅反映了汉代人民的健身和疾病防治活动，还为研究古代中国的医疗体育方法提供了宝贵的实物资料。这一发现不仅在中国，也在国际上引起了极大的关注。因此，马王堆导引图的发现与认知是促使其国际传播的第一步。

自马王堆医书出土以来，相关领域的专家进行了大量的考释、考注，并出版了专著。首先，湖南省博物馆和故宫博物院对帛书进行修复、整理、注释。随后，1980 年，由国家文物局古文献研究室编著出版的《马王堆汉墓帛书》是研究参考的重要原文索引。1988 年由周一谋、萧佐桃编写的《马王堆医书考注》，1992 年由马继兴先生编撰的《马王堆古医书考释》等，成为阅读和研究马王堆医书的重要工具书籍。在此基础上，有学者从事了对于考释方面的补正、研究，发表了诸如《〈马王堆古医书考释〉补正》《马继兴〈马王堆古医书考释〉的训诂特点及成就》等相关文章。

马王堆医书发掘后不久，国际社会开始对中国古代的健身方法产生了浓厚的兴趣，1982 年，美国学者 Donald John Harper（夏德安）出版了《五十二病方译注》(*The "Wu Shi Er Ping Fang": Translation and Prolegomena, University Microfilms International, AnnArbor · London*)。1983 年，日本学者山田庆儿所编《新发现中国科学史资料研究·译注篇》收有帛书六篇、竹木简四篇。1987 年，日本江村治树主编的《马王堆出土医书字形分类索引》出版。《导引图》作为中国文化遗产的重要部分，通过国际展览和文化节等平台，向世界各地的人们展示了中国古代的健身文化。通过国际展览让世界人民直观地了解中国古代的健身方式与保健文化。这样不仅展示了导引图本身，还通过各种互动体验、文化讲座，让参观者更深入地理解导引图背后的文化和哲学意义。因此，国际展览和文化交流毫无疑问是马王堆导引图传播的重要途径。

国外学者对《导引图》及其相关历史文献的深入研究，发表了诸多学术论文，并进一步探讨了其在中国乃至世界健康文化中的地位和作用。相关研究成果不仅丰富了国际学术界对中国医学史的认识，也为现代健身理念的发展提供了新的视角。这些学术研究与国际交流在推动马王堆导引图国际传播中起关键作用。Donald John Harper（夏德安）教授是研究马王堆医书、马王堆文化最为著名的学者，他的文献在国际上被引用次数最多。他从 20 世纪马王堆汉墓医书出土后不久，就即刻译注了《五十二病方》。1998 年所著的《早期中医文献：马王堆医书》是迄今为止马王堆医书在跨文化传播外文研究中被引用次数最多、应用范围最广的文献。此外，著名学者 Livia Kohn 的"马王堆养生文化国际传播研究"则另辟蹊径，着重在通过介绍导引术传播中医长寿的理念。

我国被许多西方学者视为"医疗体操的祖国"，医疗体操指的就是导引术，西方现代的医疗体操是由中国早期的体操传入欧洲而逐渐演变而成的。著名学者李约瑟在《中国科学技术史》中提道："十八世纪时中国的治疗体操传入欧洲，并在现代的卫生和治疗方法上占有头等重要的地位。"匈牙利体育史学家拉斯洛·孔也在《体育运动全史》中表示："林氏以中国古代医疗体操为基础，第一个在欧洲创立重视机体生命活力的体操流派。"2009 年 Ivana Buljan 就从哲学的角度探讨了马王堆导引图中的动物模仿动作所带来的医疗体操的创新。

此外，《导引图》中的健身智慧逐渐被国外的健身和疗养领域所吸收，国外健身爱好者开始尝试实践其中的一些健身方法，例如，在现代瑜伽健身方式中强调呼吸与躯体运动结合的理念，促使中国古代的健身智慧在国际健身疗养领域得到了更广泛的传播和认可。

（二）马王堆导引对国际医学和养生文化的影响

马王堆导引对国际医学和养生文化的影响是一个深远的主题。马王堆导引不仅在历史上占有重要地位，其对国际医学和养生文化的影响也是多方面的，包括：学术研究的深化、文化传承与创新、健康理念的传播以及医学实践的启示。这些影响展现了中国古代文化的独特魅力，同时也促进了全球医学和养生文化的多样性和发展。

1. 历史价值与学术研究

马王堆出土的医学文献，如帛书和竹简，为研究古代中医学提供了宝贵的第一手资料。这些文献涵盖了方剂、脉学、导引气功等多个医学领域，对医史研究具有重要的意义。国际学术界通过对这些文献的研究，能够更深入地理解中国古代的医学理论和实践，从而丰富和完善全球医学史的研究。

2. 文化传承与创新

马王堆医学文化的传承和创新性发展，通过结合现代科学技术，提高了其文化价值。这种结合不仅有助于保护和传播传统医学知识，还能促进新的治疗方法和养生理念的产生。在国际上，马王堆医学的传承与发展可以作为一种文化交流的媒介，增进不同文化之间的理解和尊重。

3. 健康理念的传播

马王堆导引图中的健身智慧，如注重呼吸与躯体运动的结合，对现代国际养生文化产生了影响。这些古老的健康理念在当今社会中仍然具有实践价值，被融入瑜伽、太极等流行的健身方式中。通过国际展览、讲座和文化节等活动，马王堆的养生文化得以传播到世界各地，为全球健康生活方式的推广做出了贡献。

4. 医学实践的启示

马王堆医学文献中的诊疗方法和药物配方，为现代医学实践提供了新的视角和灵感。在药物研发和治疗方法上，古代的智慧可能为解决当代医疗问题提供独特的解决方案。国际医学界可以通过研究这些古代医学文献，探索新的治疗途径，尤其是在整体医学和替代医学领域。

（三）马王堆导引在国际学术交流中的地位和作用

马王堆导引在国际学术交流中的地位和作用显著，它是中国古代文化与世界文化交流互鉴的重要桥梁。其在国际学术交流中的地位和作用不仅体现在作为一个研究课题的价值上，更在于它能够作为中华文化传播的媒介，促进了国际文化的交流与理解，为全球健康科学的发展和人类文明的进步做出了贡献。

（1）马王堆导引图作为西汉早期保健运动的珍贵资料，自1974年出土以来，一直是国际学术界研究的热点。它不仅为全球学者提供了研究古代中国医疗体育方法的实物证据，也成了探索古代东西方健康理念交流的重要窗口。

（2）在国际学术交流中，马王堆导引图的研究促进了不同学科领域的融合与创新。医学、历史学、考古学、体育科学等多个学科的专家通过对其的研究，不仅加深了对中国古代文化的理解，也为现代医学和健康科学的发展提供了新的视角。

（3）马王堆导引图的国际展览和文化节等活动，也是其在国际学术交流中发挥作用的重要途径。这些活动不仅展示了中国古代的健身文化，还通过各种互动体验和文化讲座，让国际观众更深入地理解导引图背后的文化和哲学意义。

（4）马王堆导引图的研究还推动了国际的学术合作与交流。国内外学者通过共同研究、举办学术会议和研讨会，加深了对马王堆文化遗产的认识，并在此基础上探讨了中外健康文化的差异与联系。

二、马王堆导引的国际学术研究

（一）马王堆导引国际合作的案例与经验

马王堆导引的国际合作案例与经验是丰富的，既展示了文化交流和学术研究的重要性，也为未来在文化遗产保护和研究方面的国际合作提供了宝贵的参考。习近平总书记指出："我们要加强考古工作和历史研究，让收藏在博物馆里的文物、陈列在广阔大地上的遗产、书写在古籍里的文字都活起来，丰富全社会历史文化滋养。"

国际合作交流，如马王堆汉墓发掘周年纪念活动，在马王堆导引的研究和展示中起到了关键作用。2014 年 12 月 11 日至 14 日，湖南省博物馆在中共湖南省委招待所举办了"纪念马王堆汉墓发掘四十周年国际学术研讨会"，（图 6-1）此次大会旨在纪念马王堆汉墓发掘四十周年，促进相关领域的学术交流。会议邀请了来自美国、加拿大、德国、意大利、日本、韩国、新加坡等共约 110 名国内和知名学者参与研讨。研讨会分为开幕式、小组讨论和学术总结暨闭幕式三部分。中外专家们相继发言。原湖南省博物馆馆长、研究员高至喜的发言文章为《一次规模空前的考古发

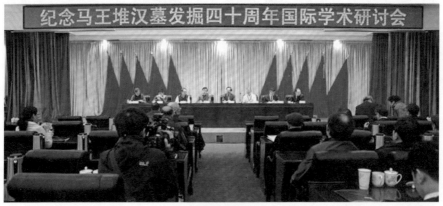

图 6-1　纪念马王堆汉墓发掘四十周年国际学术研讨会

掘——马王堆二、三号西汉墓发掘的简要回忆》，北京大学教授、古文字学家李零发言文章为《马王堆汉墓发现的历史意义》，美国芝加哥大学东亚研究中心主任夏德安教授发言文章为《马王堆医书中的身体隐喻与身体观》。湖南省博物馆研究员喻燕姣向大会报告了湖南省博物馆将建立马王堆汉墓研究数据中心，全面收集海内外有关马王堆汉墓研究文献，方便研究者查阅；并将加大弱势领域的研究力度，阶段性地组织不同课题，开展多学科、跨学科的联合攻关等马王堆汉墓研究情况。2024 年是马王堆汉墓文物出土 50 周年，湖南博物院将与中国数字图书馆联袂打造马王堆汉代文化沉浸式多媒体大展（图 6-2），合力共创文博数字展陈新范式，促进马王堆导引更快更好地向全球传播。与国际机构合作推出了一系列的科研、展示、教育和国际交流活动。通过这些活动不仅向全世界展示了 50年来的成果，也提升了马王堆汉墓的社会影响力和关注度。

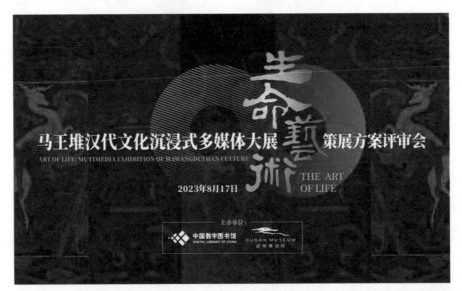

图 6-2　湖南博物院与中国数字图书馆联袂打造、由哈佛大学中国艺术实验室学术指导的"生命艺术——马王堆汉代文化沉浸式多媒体大展"

　　国际合作的案例还包括学术研讨会和文化节。1979 年，美国加利福尼亚大学举行了马王堆帛书学术会议，日本、加拿大等国家也对马王堆医学进行深入研究，这使得马王堆医学在国际上也享有盛誉。《马王堆医书考注》《马王堆医学文化》和《马王堆养生气功》等著作汇集了马王堆导引的研究成果。湖南省博物馆打造的马王堆汉墓陈列馆展示出了部分马王堆医学文物，使得马王堆医学更加直观地走入公众视线。通过这些平台，国内外的学者和专家能够共同探讨马王堆导引图的历史价值、医疗意义以及在现代社会的应用。这种学术交流不仅增进了对马王堆文化遗产的理解，也促进了不同文化之间的对话和合作。（图6-3）

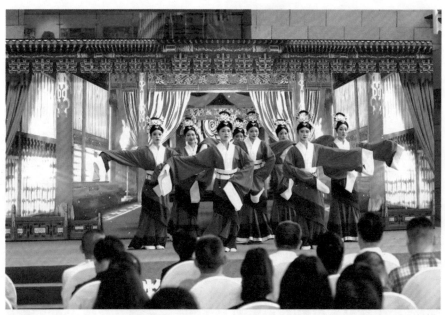

图6-3 湖南省2023年"5·18国际博物馆日"主场活动

国际合作的经验表明，多学科的融合是推动马王堆导引研究的重要途径。医学、历史学、考古学、体育科学等多个学科的专家通过合作，能够从不同角度深入挖掘导引图的价值，为现代医学和健康科学的发展提供新的视角。马王堆汉墓文物出土50周年庆祝活动中，湖南省博物馆将建立马王堆汉墓研究数据中心，全面收集海内外有关马王堆汉墓研究文献，方便研究者查阅，并将加大弱势领域的研究力度，阶段性地组织不同课题，开展多学科、跨学科的联合攻关等。最后，国际合作还体现在文化遗产保护方面。通过与国际组织的合作，可以引入先进的技术和理念，更好地保护和传承这一珍贵的文化遗产。

（二）马王堆导引的主要学术研究机构和成果

关于马王堆导引的主要学术研究机构是：湖南省博物院、中南大学马王堆研究基地、复旦大学出土文献与古文字研究中心，以及湖南省博物院与中南大学联合组建的湖南省马王堆古尸和文物研究保护中心。

马王堆汉墓的研究已经成为国际学术界关注的焦点。自发掘以来四十多年的时间里，相关研究成果不断涌现，甚至有学者提出建立"马王堆学"。湖南省博物馆、复旦大学出土文献与古文字研究中心和中华书局合作出版了《长沙马王堆汉墓简帛集成》（图6-4）和《马王堆汉墓简帛文字全编》，为马王堆研究提供了重要资料和参考。此外，湖南省博物院与中南大学共同组建的湖南省马王堆古尸和文物研究保护中心也在文物保护与研究领域取得了新的进展。

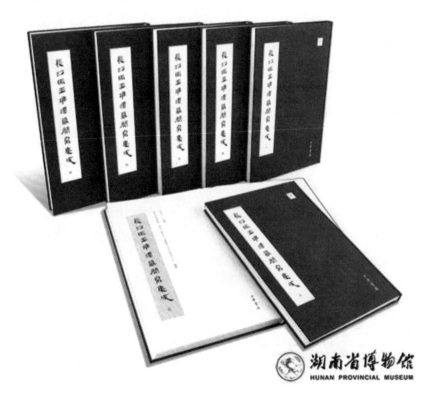

图6-4 《长沙马王堆汉墓简帛集成》全套书册

至于马王堆导引的学术研究成果，近五年来，健身气功·马王堆导引术的研究呈现出视角丰富、应用性研究增多、多学科交叉融合的特点。但同时也存在一些问题，如研究成果总体偏少、研究视域相对狭窄、基础研究与应用研究比例失衡、研究方法较单一等。因此，有建议提出加强健身气功·马王堆导引术的基础理论和应用研究。

总的来说，马王堆研究不仅涉及历史、考古学，还涵盖了医学、体育学等多个领域，其研究成果对于理解中国古代文化、历史和科技都有着重要的价值。

（三）国际合作在推动马王堆导引现代化进程中的作用

国际合作在推动马王堆导引现代化进程中发挥了重要作用。首先，国际合作有助于推广马王堆文化和艺术。通过与国际伙伴的合作，可以举办线下沉浸式多媒体剧场、线上展览等活动，这些活动不仅增加了公众对马王堆汉墓的了解，还促进了马王堆文化的国际传播。其次，国际合作还能够促进学术研究的深入。例如，通过合作出版图录等形式，可以整合国内外专家学者的智慧和资源，共同探讨和研究马王堆汉墓及其出土文物，包括马王堆导引术的历史价值和现代应用。最后，国际合作对于推广和普及马王堆导引术的现代化实践同样至关重要。马王堆导引术作为一种传统健身方法，其现代化进程可以通过国际合作得到加速，使其更好地服务于现代社会的健康需求。这种合作有助于将马王堆导引术的传统智慧与现代科技相结合，开发出适合现代人生活方式的健康管理方案。

综上所述，国际合作为马王堆导引术的现代化提供了多方面的支持，从文化传播、学术研究到健康实践，都为其现代化进程注入了新的活力。通过跨国界的合作，马王堆导引术的传统价值得以在全球范围内被重新发现和重视，同时也为其在现代社会中的应用提供了更多可能性。

参考文献

[1] 周世荣. 马王堆导引术 [M]. 长沙：岳麓书社 2005. 11.

[2] 魏胜敏. 中国传统导引养生术的方法论特征及其当代价值 [M]. 石家庄：河北科学技术出版社，2013. 11.

[3] 吕利平，郭成杰. 马王堆汉墓《导引图》探索与辨析——从阴阳五行与五时、五方谈起 [J]. 成都体育学院学报，1998，（03）：24 - 28+36.

[4] 何振中作. 服食 [M]. 北京：宗教文化出版社，2022. 11.

[5] 国家体育总局健身气功管理中心. 健身气功马王堆导引术（英文版/法文版/德文版）[M]. 北京：外文出版社，2012：7.

[6] 刘朴. 对西汉帛画《导引图》和竹简《引书》中的器械治疗导引式的比较研究 [J]. 山东体育学院学报，2009，25（05）：21 - 23.

[7] 穆长帅，王震. 从经络学说的视角探研健身气功·马王堆导引术的健身原理 [J]. 中国运动医学杂志，2011，30（02）：189 - 191.

[8] 赵田田. 健身气功·马王堆导引术锻炼对 2 型糖尿病患者的辅助治疗效果研究 [D]. 上海：上海体育学院，2014.

[9] 周一谋. 马王堆医书考注 [M]. 天津：天津科学技术出版社，1988.

[10] （汉）许慎. 说文解字 [M]. 北京：中华书局，2013.

[11] （清）王念孙. 广雅疏证 [M]. 北京：中华书局，2004.

[12] 马继兴. 王堆古医书考释 [M]. 长沙：湖南科学技术出版社，1992.

[13] 沈寿. 西汉帛画《导引图》解析 [J]. 文物，1980，（09）：70 - 76.

[14] 吕利平. 马王堆汉墓《导引图》探索与辨析——从阴阳五行与五时、五方谈起 [J]. 成都体育学院学报. 1998；（03）：24 - 8+36.

[15] 穆长帅. 从经络学说的视角探研健身气功·马王堆导引术的健身原理 [J]. 中国运动医学志. 2011；30（02）：189 - 91.

[16] 王宾，吴志坤，陆松廷，等. 健身气功·马王堆导引术锻炼对中老年女性血脂代谢和自由基代谢的影响 [J]. 中国老年学杂志，2014，34（13）：3720 - 3722.

[17] 席饼嗣，王宾. 健身气功·马王堆导引术对中老年女性心血管功能及免疫球蛋白的影响 [J]. 中国老年学杂志，2015，35（13）：3662 - 3664.

[18] 王宾，陆松廷. 健身气功·马王堆导引术锻炼对中老年女性免疫功能的影响 [J]. 中国老年学杂志，2015，35（15）：4283-4285.

[19] 国家体育总局健身气功管理中心. 健身气功马王堆导引术 [M]. 北京：中国 体育报业总社，2023.

[20] 余涛，金涛. 大学体育 [M]. 合肥：安徽师范大学出版社，2022.

[21] 龙专，殷宏亮，赵云伟. 传统保健体育教程 [M]. 北京：北京体育大学出版 社，2022.

[22] 买佳. 民族传统体育在我国学校体育教育中的发展与经验启示 [D]. 武汉： 华中师范大学，2017.

[23] 唐杰. 幼儿园武术教学模式的研究 [D]. 济南：山东师范大学，2020.

[24] 朱启星主编. 全民健康手册 [M]. 合肥：安徽大学出版社，2018.

[25] 王权恕. 健身气功·马王堆导引术对 T2DM 患者步态的干预效果研究 [D]. 大连：辽宁师范大学，2023.

[26] 杨玉冰，彭翔吉. 健身气功·导引养生功十二法对普通大学生体质的影响 [J]. 北京体育大学学报，2011，34（6）：114-116.

[27] 赵田田. 健身气功·马王堆导引术锻炼对 2 型糖尿病患者的辅助治疗效果研究 [D]. 上海：上海体育学院，2014.

[28] 穆长帅. 健身气功·马王堆导引术锻炼对中老年女性体质影响的实验研究 [D]. 上海：上海体育学院，2010.

[29] 张旭，胡静怡，陈烨彤，等. 从体医融合视角探讨马王堆导引术鸥视动作对女 性压力性尿失禁的作用 [J]. 中国中医药现代远程教育，2023，21（23）： 201-203.

[30] 马振磊，王宾，席饼嗣. 健身气功·马王堆导引术锻炼对中老年女性心境状态 及焦虑水平的影响 [J]. 中国老年学杂志，2016，36：3248-3249.

[31] 邱丽婷，易阿恋，姚爽，等. 关于马王堆养生文创产品开发现状的思考 [J]. 湖南中医杂志，2022，38（03）：94-97.

[32] 魏一苇，何清湖，刘禹希. 马王堆养生理论研究的现状与展望 [J]. 湖南中医 药大学学报，2014，34（09）：62-65.

[33] 邓婧溪，何清湖，刘朝圣. 马王堆医学传播方式的思考 [J]. 中医导报， 2016，22（06）：10-11+14.

图书在版编目（ＣＩＰ）数据

马王堆导引术 / 骆敏，李迎秋，李点主编. -- 长沙 ：
湖南科学技术出版社，2024. 11. --（让马王堆医学文化活起来
丛书 / 何清湖总主编）. -- ISBN 978-7-5710-3030-8

Ⅰ. R247.4

中国国家版本馆 CIP 数据核字第 2024WL5105 号

马王堆导引术

总 主 编：何清湖
副总主编：陈小平
主　　编：骆　敏　李迎秋　李　点
出 版 人：潘晓山
责任编辑：李　忠　杨　颖
出版发行：湖南科学技术出版社
社　　址：长沙市芙蓉中路一段 416 号泊富国际金融中心
网　　址：http://www.hnstp.com
湖南科学技术出版社天猫旗舰店网址：
　　　　　http://hnkjcbs.tmall.com
邮购联系：0731-84375808
印　　刷：长沙沐阳印刷有限公司
　　　　　（印装质量问题请直接与本厂联系）
厂　　址：长沙市开福区陡岭支路 40 号
邮　　编：410003
版　　次：2024 年 11 月第 1 版
印　　次：2024 年 11 月第 1 次印刷
开　　本：710mm×1000mm　1/16
印　　张：10.5
字　　数：153 千字
书　　号：ISBN 978-7-5710-3030-8
定　　价：68.00 元